INTRODUCTION ET PREMIER CHAPITRE

DU

Traité inédit d'Anatomie pathologique

DE LAENNEC

INTRODUCTION ET PREMIER CHAPITRE

DU

Traité inédit d'Anatomie pathologique

DE LAENNEC

T d / 24 / 47

CETTE BROCHURE A ÉTÉ TIRÉE A 400 EXEMPLAIRES.

N°

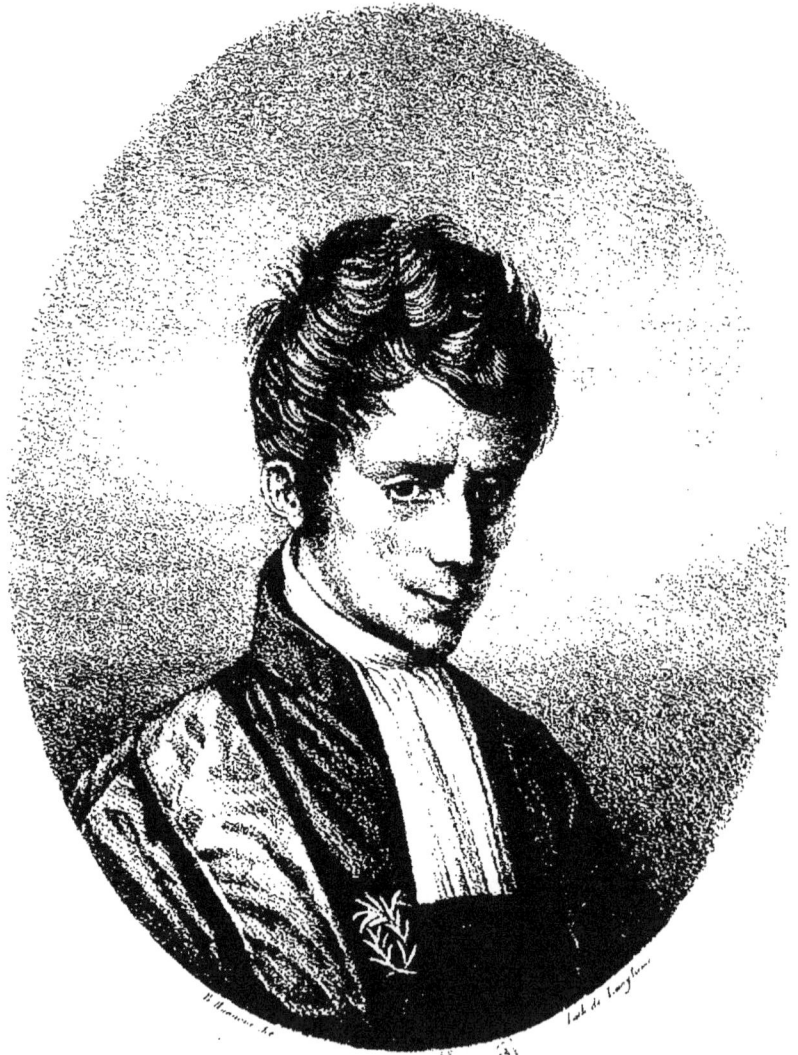
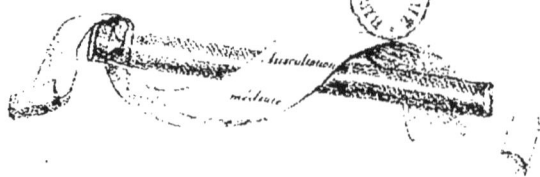

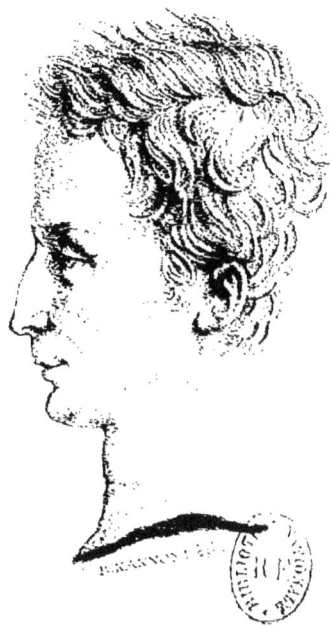

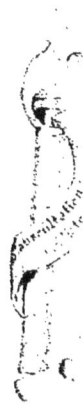

TRAITÉ INÉDIT

SUR

L'ANATOMIE PATHOLOGIQUE

OU

EXPOSITION DES ALTÉRATIONS VISIBLES
QU'ÉPROUVE LE CORPS HUMAIN DANS L'ÉTAT DE MALADIE

PAR

R. T. H. LAENNEC

INTRODUCTION ET PREMIER CHAPITRE

PRÉCÉDÉS D'UNE PRÉFACE

Par V. CORNIL

Professeur d'anatomie pathologique à la Faculté de médecine de Paris.

ORNÉ DE DEUX PORTRAITS DE LAENNEC

PARIS

ANCIENNE LIBRAIRIE GERMER BAILLIÈRE ET Cie

FÉLIX ALCAN, ÉDITEUR

108, BOULEVARD SAINT-GERMAIN

1884

PRÉFACE.

M. le Dr Laënnec, directeur de l'Ecole de médecine de Nantes, a bien voulu me confier les manuscrits de son illustre parent qui se rapportent à
l'anatomie pathologique; je les ai lus avec un reli-
gieux intérêt.

René-Théophile-Hyacinthe Laennec, né en 1781,
a passé les premières années de sa jeunesse à
Nantes « près d'un médecin recommandable, le
« Dr G. F. Laënnec, alors médecin en chef de
« l'Hôtel-Dieu, qui lui servit de père, lui fit faire
« de bonnes études, et lui donna le goût et les pre-
« miers éléments d'une science dans laquelle il
« devait s'illustrer un jour ([1]) ».

Par ses premières études littéraires et médicales
faites sous la direction de son oncle, Laënnec était
bien préparé aux succès qu'il remporta à l'école de

([1]) LEJUMEAU DE KERGARADEC. *Notice sur le professeur Laënnec,*
août 1826.

Paris où il obtint, en 1802, le premier prix de médecine et le premier prix de chirurgie.

Médecin de l'hôpital Necker en 1806, professeur
au Collège de France en 1822, il cumula cette chaire
où il succédait à Portal, avec celle de professeur de
clinique de la Faculté de médecine qu'il occupa
en 1823.

Les notes de ses cours à l'hôpital Necker, à la
clinique de la Charité et au Collège de France,
celles relatives à ses premières leçons de l'Ecole
pratique, à ses nombreux mémoires et aux deux
éditions de l'auscultation médiate, manuscrits que
possède M. le Dr Laënnec, permettent de suivre
jour par jour et de reconstituer cette glorieuse
carrière scientifique.

Dans ses leçons du Collège de France, Laënnec
professait simultanément l'anatomie pathologique
et la nosologie médicale. Ses notes de cours, toujours datées, bien lisibles, quoique souvent en
abrégé, parsemées de phrases et même de pages
latines et grecques qui témoignent de sa vaste
érudition, sont très complètes et étendues, si bien
qu'il y aurait peu de chose à ajouter pour restituer
le discours du professeur dans son intégrité.

La première édition du traité d'auscultation médiate avait paru en 1819. En 1826, il rééditait cet admirable traité dont la refonte complète, la rédaction, les corrections avaient épuisé ses forces et hâté sa mort (17 août 1826).

Laënnec avait formé le projet de réunir et de condenser toutes ses recherches d'anatomie pathologique, ses cours de l'école pratique et du Collège de France, en un traité complet embrassant l'anatomie morbide considérée en général et toutes les lésions des tissus et des organes. Il avait écrit de sa main la préface, la classification et de nombreux chapitres de ce traité, en particulier sur les tissus acidentels, sur les ossifications accidentelles, etc. Mériadec Laënnec, son cousin et dévoué disciple, avait rédigé le reste en suivant scrupuleusement les leçons orales du maître et les notes écrites de sa main. Le manuscrit de ce traité complet d'anatomie pathologique pourrait être porté tel que nous l'avons entre les mains à l'imprimerie.

Dans l'introduction historique et le premier chapitre que nous publions aujourd'hui, nous n'avons absolument rien changé.

Mériadec avait l'intention de publier in extenso le *Traité d'anatomie pathologique*. S'il l'eût fait aussitôt après la mort de Laënnec, en 1826 ou

1827, nul doute que ce livre n'eût obtenu un légitime succès. Mais Mériadec fut distancé par Andral. Le précis d'anatomie pathologique de G. Andral (1) est, croyons-nous, beaucoup plus complet, plus étendu, plus fouillé que l'œuvre inédite de Laënnec et de son neveu Mériadec. Le manuscrit de Laënnec, s'il eût été publié, n'aurait pas non plus marqué un grand progrès, nous devons le dire, sur les premiers travaux de J. Cruveilhier qui dataient de 1816 (2); mais il était conçu dans un autre esprit et il relatait les diverses altérations de tous les organes, tandis que l'essai de Cruveilhier portait seulement sur les généralités de la science et sur les transformations et productions organiques.

Au commencement de ce siècle, au moment où Laënnec, tout jeune encore, professait, à l'École pratique, des cours d'anatomie pathologique concurremment avec Dupuytren, vers 1803 et 1804, on assistait à une véritable renaissance de la biologie sous la puissante et géniale impulsion de

---

(1) ANDRAL, *Précis d'anatomie pathologique*. Paris, 1829. Chez Gabon, libraire-éditeur, 2 vol. in-8°.

(2) J. CRUVEILHIER. *Essai sur l'anatomie pathologique en général,* 2 vol. in-8°. Paris, chez l'auteur et chez Crochard, libraire, 1816.

Bichat. Ce dernier avait consacré son dernier cours à l'anatomie pathologique ([1]). Les publications sur cette matière foisonnaient. On avait traduit en français le traité de Baillie ([2]). Les leçons de Dupuytren (1803), les monographies d'un ami et émule de Laënnec, Bayle, sur la phthisie ([3]), sur le squirrhe de l'estomac ([4]), etc., le compte rendu des séances de la Société anatomique ([5]), l'anatomie médicale de Portal ([6]), le livre de Voigtel ([7]), les observations de Prost ([8]), celles de A. Cooper, Scarpa, Sœmmering, le journal de Meckel ([9]), les travaux de Corvisart ([10]), de Lob-

---

([1]) Dernier cours de BICHAT, publié par Béclard et Boissonneau.

([2]) BAILLIE. Traité d'anatomie pathologique du corps humain, trad. de l'anglais. Paris, 1803.

([3]) BAYLE. Recherches sur la phthisie pulmonaire, chez Gabon, Paris, 1810, in-8.

([4]) Journal de Leroux et Corvisart, t. V.

([5]) In Bulletins de la Société de l'Ecole de médecine de Paris, 1805 et 1806. Laënnec faisait partie de la Société anatomique, qu'il a même présidée. Nous avons entre les mains, parmi ses manuscrits, un grand discours prononcé par lui dans la séance annuelle de rentrée de cette Société en 1808.

([6]) PORTAL. Cours d'anatomie médicale. Paris, 1803. 5 vol. in-8°.

([7]) VOIGTEL. Handbuch der pathologischen Anatomie. Halle, 1807. 2 vol. in-8°; 1805, 3 vol. in-8°.

([8]) PROST. La médecine éclairée par l'ouverture des cadavres. Paris, 1804, 2 vol. in-8°.

([9]) MECKEL. Journal für anatomische Varietaten feinere und pathologischen Anatomie, Halle, 1805.

([10]) CORVISART. Essai sur les maladies et les lésions organiques du cœur. Paris, 1818.

stein (¹), etc., témoignent de ce renouveau scientifique.

Laënnec a contribué plus que personne à cette édification des sciences médicales. « Il était, en quelque façon, devenu le Bichat de l'anatomie pathologique (²). » Ses publications sont remarquables entre toutes par l'originalité, par la nouveauté des aperçus, par l'esprit de découverte qu'il apportait à toutes ses recherches et par l'exactitude de ses descriptions anatomiques. Les peintures qu'il en trace ont le relief, la couleur et la vie de tableaux de maître.

En 1802, Laënnec, âgé de 21 ans, décrit la péritonite, dont tout, le nom lui-même, était inconnu avant les travaux de Walter et de Bichat, lesquels ne sont antérieurs que de quelques années. Il analyse les lésions de la péritonite (³), les exsudations, les fausses membranes, leur transformation en tissu celluleux, en granulations et en productions accidentelles.

(¹) *Traité d'anatomie pathologique*, t. I, 1829; t. II, 1833, avec atlas. Paris et Strasbourg.

(²) BOUILLAUD. *Discours prononcé à l'occasion de l'érection de la statue de Laënnec à Quimper*, 1869.

(³) *Histoires d'inflammations du péritoine*, Journal de médecine, chirurgie et pharmacie de Corvisart, Leroux et Boyer, t. IV et V.

En 1805, il donne une classification des tissus morbides (¹); il décrit le premier la mélanose (²), l'encéphaloïde (³), qu'il distingue du squirrhe, la cirrhose du foie (⁴), les acéphalocystes (⁵), donne une série d'observations anatomiques dans divers recueils (⁶), et enfin, dans son traité d'auscultation médiate, il trace les caractères anatomiques visibles à l'œil nu de la pneumonie, de la gangrène, de l'apoplexie, de l'emphysème, de la phthisie pulmonaire, etc., d'une façon si lumineuse, si exacte, qu'il serait impossible de faire mieux, sinon aussi bien aujourd'hui. Pour tout ce

(¹) Note sur l'anatomie pathologique lue à l'Ecole de médecine, dans la séance du 6 nivôse an XIII, Journal de Corvisart, t. IX, et article *Anatomie pathologique* du *Dictionnaire des sciences médicales*, t. II.

(²) *Bulletins de la Société de l'Ecole de médecine*, séance du 23 janvier 1806.

(³) Article *Encéphaloïde* du *Dictionnaire des sciences médicales*, t. XII.

(⁴) *Traité de l'auscultation médiate*, 2e édit., t. II, p. 196 et dans la note des pages 196 et 197.

(⁵) *Mémoire sur les vers vésiculaires et principalement sur ceux qui se trouvent dans le corps humain*. Paris. 1804. In-4° et séance du 22 prairial an XIII de la Société de l'Ecole de médecine. Article *Ascarides*, du *Dict. des sc. méd.*, t. II.

(⁶) On trouve encore dans le *Journal de médecine* de Corvisart, Leroux et Boyer, de 1804 à 1814, beaucoup d'observations cliniques et anatomiques, et des articles de critique de Laënnec; plusieurs mémoires dans les *Bulletins de la Société de l'Ecole de médecine*, de 1864 à 1810, dans la *Bibliothèque médicale* et le *Dictionnaire des sciences médicales*.

qui est des lésions du poumon étudiées à l'œil nu, Laënnec est resté classique. Clinicien immortalisé par la découverte de l'auscultation, Laënnec est en même temps un anatomo-pathologiste de premier ordre. On peut même dire avec M. Potain (¹), que Laënnec a été grand clininicien parce qu'il était excellent anatomo-pathologiste.

Et cependant il n'y aurait aucune utilité à éditer aujourd'hui son Traité d'anatomie pathologique. On ne peut songer un seul instant à faire revivre un ouvrage que Mériadec Laënnec a hésité à donner au public médical, il y a cinquante ans, et qu'il a laissé finalement dormir dans un carton.

Mais il m'a semblé qu'il serait intéressant pour un petit nombre de curieux et d'érudits, ou d'admirateurs de Laënnec, de publier tout au moins la préface et le premier chapitre de ce traité. Cette préface est consacrée à l'idée générale que ce grand homme se faisait de l'anatomie pathologique, de son rang, de sa prééminence ; il en trace l'historique jusqu'à Bichat. et l'histoire des sciences ne vieillit pas.

(¹) Leçon d'ouverture du cours de clinique de l'hôpital Necker, novembre 1883.

Enfin nous avons voulu rendre hommage à l'un des plus grands médecins français, en rappelant à la vie, à la lumière, une de ses œuvres inédites.

Qu'il me soit permis de remercier ici M. Dureau, bibliothécaire-adjoint de l'Académie de médecine, qui s'est mis gracieusement à ma disposition pour vérifier le texte et le titre des ouvrages cités dans cette brochure.

TRAITÉ

D'ANATOMIE PATHOLOGIQUE

OU

EXPOSITION DES ALTÉRATIONS VISIBLES

QU'ÉPROUVE LE CORPS HUMAIN

DANS L'ÉTAT DE MALADIE

> « *Figmentum est anatome, nisi reducatur*
> « *ad usum, curationemque morborum*
> « *et utilitatem publicam.* »
> (*Lettre à un ami*, dans la préface des œu-
> vres de George Baglivi, Paris, Cl. Ri-
> gaud, rue de la Harpe, 1704, in-4°.)

INTRODUCTION.

De toutes les sciences dont le médecin emprunte les
lumières pour se diriger dans l'étude et dans la pratique
de son art, il n'en est point qui lui soit plus utile que
l'anatomie

En nous éclairant sur la structure du corps humain
dans l'état de santé, cette science fournit en quelque

sorte à l'art de guérir une base ou un point fixe où viennent se rallier la plupart des connaissances médicales ; elle devient d'une utilité immédiate et plus grande encore, lorsque, appliquée à l'étude des ravages produits dans l'économie animale par l'état de maladie, elle nous apprend le siège des affections qui l'attaquent, nous instruit sur leur nature et nous révèle leurs causes.

L'ensemble des connaissances acquises par ce dernier genre de recherches constitue *l'Anatomie pathologique*.

Le but de cette science est de fournir à la médecine pratique des notions exactes sur les diverses altérations que subit le corps de l'homme dans l'état de maladie. Pour y parvenir, après avoir étudié ces altérations à l'aide des procédés anatomiques, elle décrit leurs caractères et indique les symptômes auxquels elles correspondent.

Pour caractériser une lésion morbifique et pour la distinguer de toutes les autres, il suffit ordinairement de décrire ses caractères physiques ou sensibles et d'indiquer la marche qu'elle suit dans son développement et ses terminaisons. Quelquefois cependant il peut être utile d'y joindre quelques caractères pris de la manière dont l'organe altéré se comporte avec les réactifs chimiques. Mais on ne doit employer ces derniers que dans les cas où les caractères physiques seraient insuffisants, ce qui arrive bien rarement et qui n'aurait jamais lieu, si l'on voyait chaque mode d'altération à ses divers degrés de développement.

Lors même que l'anatomie pathologique a recours à

quelques moyens chimiques, elle n'en emploie que de très simples et qui soient propres seulement à faire ressortir quelques caractères physiques que l'inspection aidée des procédés anatomiques ne peut démontrer assez facilement. Ainsi l'on fait chauffer un foie gras, lorsque son aspect n'indique que d'une manière douteuse l'espèce d'altération qu'il a subie, et que le scalpel ne s'imprègne pas bien de la matière qu'il contient, l'on verse un acide sur une dégénérescence de couleur blanchâtre pour s'assurer qu'elle est de nature albumineuse et non graisseuse. Mais cette espèce d'examen doit s'arrêter là.

Une analyse plus détaillée des parties altérées est l'objet de la chimie pathologique, science tout à fait distincte de l'anatomie pathologique, et qui ne peut fournir à l'art de guérir des données du même genre que cette dernière. En effet, l'anatomie pathologique contribue principalement à la perfection de la nosologie ou de l'art de distinguer les maladies, et la chimie ne peut être, sous ce rapport, que d'une utilité bien faible à la médecine, car une foule de désorganisations très distinctes par leurs apparences extérieures, leurs marches et les effets qu'elles produisent sur l'économie, n'offrent presque aucune différence entre elles sous l'influence des agents chimiques.

D'un autre côté, la médecine doit espérer beaucoup de la chimie pathologique, par les lumières que cette science peut répandre sur l'étiologie et la thérapeutique.

La diversité du but de ces deux sciences doit donc les

faire séparer. L'anatomie pathologique doit se borner à indiquer les caractères distinctifs des lésions tirés de leurs apparences sensibles et de leurs marches, et certes la carrière qu'elle présente à parcourir est encore assez vaste.

Les altérations des organes ne sont pas les seules dont l'étude soit du ressort de l'anatomie pathologique ; elle s'occupe également de la recherche des altérations des liquides. Je n'entends point parler ici des altérations imaginaires que les auteurs de certaines théories médicales ont supposées, comme à l'envi l'un de l'autre ; mais il est des altérations évidentes des liquides dont on ne peut nullement nier l'existence : ainsi, tantôt ils pèchent par leur quantité, tantôt par leur diminution ; d'autres fois ils s'échappent des organes qui les contiennent et s'épanchent dans des parties dont ils troublent les fonctions. Dans plusieurs cas même, leur aspect et leur composition sont évidemment altérés ; ainsi l'urine change de nature dans le diabète, des concrétions se forment dans la bile, dans la salive, dans le sang même. Ces altérations manifestes sont les seules lésions des liquides qui soient du ressort de l'anatomie pathologique.

L'utilité de l'anatomie pathologique ne se borne pas au secours qu'elle fournit à la médecine pratique. La physiologie de l'homme sain et l'anatomie descriptive s'éclairent souvent des lumières qu'elles lui empruntent. « Je suis fermement persuadé, dit Baglivi, que l'on ne « peut bien connaître l'usage, les propriétés et l'action

« des solides d'une partie du corps, qu'après avoir
« observé les accidents qui surviennent dans cette
« partie lorsqu'elle est affectée de maladie (¹).

La structure même de quelques organes ne peut être
mieux distinguée que lorsqu'ils sont attaqués de certains modes d'altérations. Ainsi les vaisseaux sanguins
des parties naturellement blanches deviennent appa-
rents dans l'état d'inflammation. Plusieurs membranes
s'épaississent dans le même cas et deviennent alors plus
faciles à disséquer. L'anatomie pathologique et l'anatomie descriptive se prêtent donc un secours mutuel. Mais
ces sciences ne doivent cependant pas être rangées sur
la même ligne pour l'utilité pratique. Les connaissances
acquises par le moyen de la dernière n'ont que rarement une application directe en médecine. L'anatomie
pathologique, au contraire, forme une des principales
bases de cette science. Une foule de maladies ne peuvent
être bien connues sans son secours. En effet, tout ce
qu'il est donné à l'homme de voir et de connaître
dans une maladie se réduit à cinq sortes de choses,
savoir :

1º Ses causes.

2º Les altérations des organes ou des liquides qui
peuvent l'accompagner.

3º Le trouble qui existe dans les fonctions.

4º La marche que suit la maladie et que l'on peut quelquefois prévoir.

5º Le traitement qui est indiqué.

(¹) Specimen quatuor lib. de fibrâ motrice morbosâ, etc., *loc. cit.*

Ces deux derniers ordres de connaissances se rapportent en entier à la sémiotique et à la thérapeutique, et par cette raison nous ne nous en occuperons point ici. Les trois autres appartiennent à la nosologie ou à l'art de distinguer, classer et décrire les maladies, aux progrès duquel peut contribuer très efficacement l'anatomie pathologique.

Puisqu'il n'y a d'autres caractères pour distinguer les maladies que ceux qui sont pris de leurs causes, des altérations des organes et des liquides, ou du trouble des fonctions, il est évident qu'on ne peut établir que sur ces bases la classification des maladies. Il n'existe donc en nosologie que trois méthodes, auxquelles on pourrait donner les noms d'*étiologique*, d'*anatomique* et de *symptomatique*.

De ces trois méthodes, *l'anatomique* doit toujours être préférée autant que possible aux deux autres, car, pour distinguer les maladies entre elles, on doit distinguer, parmi les caractères qu'elles présentent, ceux qui sont les plus constants et les plus faciles à connaître. Or, rien n'est dans la plupart des cas moins connu que les causes des maladies; la même cause, d'ailleurs, peut donner naissance à une foule d'affections très diverses. D'un autre côté, rien n'est plus variable, dans une maladie, que les altérations qu'elle occasionne dans les fonctions et que l'on appelle communément ses *symptômes*, et des maladies très différentes ont beaucoup de symptômes communs. Au contraire, une lésion organique est toujours la même dans tous les cas, à quelques légères modifications près qui tiennent seulement à l'étendue ou à la forme.

Aussi, de toutes les maladies, celles dont l'histoire est le mieux connue et dont la synonymie a le moins varié, sont celles dont le nom est fondé sur la nature de la lésion organique qui les accompagne. Le nom de péripneumonie, par exemple, est encore attaché de nos jours, comme du temps d'*Hippocrate*, à l'inflammation du tissu pulmonaire. Tous les médecins qui observent un malade attaqué de péripneumonie reconnaîtront l'existence de la maladie, ou si, faute d'une observation assez attentive, quelqu'un d'entre eux n'en aperçoit pas les caractères pendant la vie, au moins ne pourra-t-il les méconnaître après la mort, et l'ouverture du cadavre le convaincra de sa méprise.

Quelle incertitude, au contraire, et quelles variations règnent dans la distinction et la dénomination des maladies dont les noms sont tirés de la nature des symptômes qui les accompagnent!

A-t-on jamais assigné d'une manière exacte les caractères qui différencient les affections soporeuses connues sous les noms de *coma*, de *cataphora*, de *coma-vigil* et de *carus*? A-t-on jamais pu indiquer le point précis qui sépare l'asthme, la dyspnée, l'orthopnée, l'angine de poitrine?

Ces noms et tous ceux qui sont fondés sur les mêmes bases ont toujours été et seront probablement toujours, pour les praticiens comme pour les nosologistes, une source de dispute et de contradictions perpétuelles, tandis qu'il n'y a nécessairement qu'une manière de voir

relativement aux maladies dont le nom est appuyé sur
une lésion organique bien connue. Il est impossible, par
exemple, d'entendre par *hydrocéphale interne* autre chose
qu'un amas de sérosité dans les ventricules du cerveau,
et par *apoplexie sanguine* autre chose qu'un épanche-
ment de sang dans quelque partie de la cavité crânienne :
le mot de *péritonite* exprimera toujours l'inflammation
du péritoine, et celui d'*hépatite* celle du tissu propre
du foie.

Il ne faut pas cependant croire que la méthode
symptomatique doive être bannie de la nosologie. Il
existe un grand nombre de maladies dans lesquelles il
n'y a aucune lésion organique. Ces maladies ont été
attribuées de tout temps à des altérations du principe
de l'influence nerveuse, *de ce qui imprime le mouvement*,
(τα ένορμιωντα, Hipp., *impetum faciens*, Kaw Boerhaave [1])
ou, pour me servir des expressions des physiologistes
actuels, à des lésions des propriétés vitales [2] : on les a,

---

[1] ABRAH. KAW BOERHAAVE, *Impetum faciens dictum* Hippocrati.
Leyde, 1745.

[2] Il est impossible d'exprimer la différence qui existe entre les
maladies organiques et les affections du système nerveux ou du principe vital en moins de mots et d'une manière plus claire que ne l'a fait
le professeur Lauth :

« *Prouti hominis vivi duæ partes sunt, corpus et* ACTUOSUM *in cor-*
« *pore; itá et utraque vitiose constituta esse potest. Quare alii morbi*
« *causam habent in vitio organico; alii in vitio* ACTUOSI *: primo in*
« *casu, causa apparens post mortem deprehenditur; altero in casu,*
« *quum nempè* ACTUOSUM *officio non recte perfungitur,* ORGANISMUS
« *illæsus nullam post mortem corpoream labem offert.*

De fine anatomiæ path. Discours prononcé à l'ouverture des cours
à l'Ecole de Strasbourg, le 7 brumaire an XIII.

pour cette raison, désignées sous le nom de *maladies nerveuses*. Elles ont été aussi quelquefois appelées *affections mélancholiques*, à cause de l'espèce d'inquiétude et de tristesse qui les accompagnent assez souvent. On les a encore nommées *affections hypochondriaques*, du nom de la région qu'elles affectent le plus fréquemment et dans laquelle plusieurs auteurs ont placé leur siège principal. Ces maladies ne se manifestant que par le trouble qu'elles introduisent dans les fonctions de la vie, ne peuvent évidemment être distinguées que par la différence de leurs symptômes.

La méthode *étiologique* elle-même, quoique, sous tous les rapports, inférieure aux deux autres, ne peut être entièrement rejetée. Certaines affections ne peuvent être considérées sous un rapport plus intéressant que celui de leurs causes. Telles sont toutes celles qui dépendent de la présence d'un virus ou d'un poison quelconque dans l'économie animale. A la vérité, chacune des affections produites par quelqu'une de ces causes ne diffère pas sensiblement d'autres affections semblables dues à des causes tout à fait différentes ; mais la réunion des affections variées produites par l'une des causes dont je viens de parler présente toujours, soit dans son ensemble, soit dans sa succession, quelque chose de particulier et de très utile à connaître. Ainsi, par exemple, chacune des affections que le virus vénérien a coutume d'occasionner peut également être produite par d'autres causes ; il existe des chancres, des bubons, des exostoses, etc., dont l'ori-

gine n'a rien de commun avec le virus syphilitique.
Ne serait-il pas ridicule d'inférer de là qu'il est peu
nécessaire de séparer les affections vénériennes des
autres maladies et de les réunir pour en faire un genre
particulier ?

Mais s'il est quelquefois nécessaire, en nosologie,
d'employer les méthodes étiologique et symptomatique,
il est également vrai que l'on ne doit y avoir recours
que dans les cas où l'on ne peut faire autrement, et elles
ne doivent être regardées que comme des méthodes
supplémentaires. Les caractères qu'elles fournissent
pour la distinction des maladies sont loin d'avoir l'exactitude, la constance et la précision de ceux que présente la *méthode anatomique*. Souvent même cette dernière fournit des bases très utiles pour parvenir à
distinguer et à reconnaître des maladies qui ne peuvent être classées d'après elle. Ainsi, si l'on est appelé
auprès d'un malade attaqué d'une affection de poitrine,
dont la dyspnée soit le principal symptôme, et que l'on
ne trouve aucun des signes qui indiquent une phthisie
pulmonaire, une maladie du cœur, un anévrysme des
gros vaisseaux ou toute autre affection organique des
organes contenus dans le thorax, on en pourra conclure
que la maladie est nerveuse ou de la nature de celles
qui sont dues à une lésion du principe vital.
Je ne veux point cependant exagérer les avantages
que l'on peut retirer de cette sorte de méthode abstrac-
tive pour reconnaître les maladies nerveuses. Ces affec-

tions sont susceptibles de prendre les formes les plus variées. Tantôt elles troublent presque toutes les fonctions de l'économie ; d'autres fois, elles semblent se concentrer sur un organe particulier et elles occasionnent dans ses fonctions un trouble qui, souvent, pourrait faire croire à une altération de son tissu. Peut-être même chaque maladie organique a-t-elle parmi les maladies nerveuses quelque analogue qui la simule entièrement. J'ai vu mourir plusieurs malades avec tous les symptômes de l'apoplexie sanguine, de la phthisie pulmonaire, du squirrhe du pylore, de l'anévrysme de l'aorte, du carreau, sans que, à l'ouverture de leurs corps, on pût apercevoir aucune altération organique. Ces sortes d'affections nerveuses, qui n'ont pas échappé à l'attention des médecins éclairés, en imposent souvent tellement, que, souvent, on voit guérir d'une manière inespérée des maladies que l'on avait jugées organiques et incurables. J'ai été témoin moi-même de la guérison presque subite d'une jeune personne qui, depuis plusieurs mois, éprouvait tous les symptômes du squirrhe de l'estomac. Dans d'autres cas, les mêmes considérations produisent un résultat contraire et inspirent trop de sécurité sur l'état de quelques malades atteints de maladies organiques bien réelles.

« Un des plus grands inconvénients qu'occasionnent « les affections hypocondriques, dit *Morgagni*, c'est « que, par la plupart de leurs signes, elles ressemblent « souvent aux affections organiques, et les médecins « ..... ayant à choisir entre les deux sortes de mala-

« dies, aiment mieux souvent croire que la moins
« grave est celle qui existe réellement (¹). »

On doit donc être très réservé dans les jugements
que l'on porte sur la nature des lésions que l'on doit
trouver à l'ouverture d'un cadavre ; et, même après
avoir suivi avec soin toute la marche de la maladie,
l'observateur le plus exact et le plus instruit en anatomie pathologique devrait-il toujours, même dans les cas
les plus évidents, annoncer l'alternative de l'existence
de la maladie qu'il soupçonne ou d'un état d'intégrité
parfaite dans l'organisation de la partie affectée.

Malgré cet inconvénient, qui prouve seulement que
l'ouverture des cadavres, jointe à l'observation des malades, n'a pu encore porter l'art du diagnostic jusqu'au
point d'une certitude entière et constante, l'anatomie
pathologique ne doit pas moins être regardée comme
l'un des moyens les plus propres à perfectionner cet
art, et, par conséquent, la médecine pratique. Aussi
cette science a-t-elle été plus ou moins cultivée dans
tous les temps, et les meilleurs esprits en ont senti les
avantages. C'est ce dont il est facile de se convaincre
en jetant un coup d'œil sur l'histoire de l'anatomie pathologique.

Les seuls noms de quelques maladies telles que la
pleurésie, la péripneumonie, les abcès du foie, le calcul de la vessie, semblent indiquer nécessairement que
dès le temps d'*Hippocrate* on s'était déjà occupé de

(¹) *Epist.* LXIV, 16.

l'ouverture des cadavres. Peut-être même pourrait-on faire remonter à une antiquité beaucoup plus reculée l'origine de l'anatomie pathologique. Les rois d'Egypte, dit Pline, « *ouvraient les corps des morts afin de recher-* « *cher quelles avaient été leurs maladies* (¹) ».

Il est vrai que ce passage ne contient rien qui puisse prouver qu'il s'agisse des anciens rois d'Egypte ou des Pharaons. Peut-être est-il relatif à la dynastie des Ptolémées qui, comme on sait, n'a régné qu'environ un siècle, après les beaux jours de l'école de Cos. Quoi qu'il en soit, on trouve dans les écrits d'*Hippocrate* plusieurs passages qui prouvent que, de son temps au moins, les altérations organiques avaient paru dignes d'être étudiées d'une manière très attentive et qu'on avait des idées exactes sur plusieurs d'entre elles. Tel est surtout l'endroit où il décrit le mode d'altération qui suit une luxation non réduite (²); tels sont aussi ceux où il parle des lésions qui existent dans la pleurésie (³), des adhérences du poumon aux côtes (⁴), des tumeurs aqueuses du foie (⁵), des luxations spontanées du fémur (⁶), de l'hydrocéphale interne (⁷).

(¹) *Historia mundi*, lib. XIX, cap. V.

(²) *De articulis*. Edition de Foes.

(³) *De morbis*, n° 38, γίνονται δὲ κατα τὴν ἄνω κοιλίην, ἔμπυοικω et *De locis in hom.*, n° 53. Edition de Foes.

(⁴) ϛγίνεται δε καὶ εκτός του πνεύμονος, etc., n° 62, et *De locis in homine*, n° 78, καικλιδεις ες τὸ πλευρὸν, etc. Edition de Foes.

(⁵) Aph. 55, sect. 7.

(⁶) Aph. 59 et 60, sect. 6.

(⁷) *De morbis*, lib. 2, n° 32, Ην ὕδωρ ἐπι τῶ ἐγκεαλω γεινη.

Ces passages seraient seuls capables de renverser entièrement les raisons apportées par ceux qui, comme *D. Le Clerc* ([1]) et *Schulze* ([2]) ont pensé qu'Hippocrate n'avait jamais disséqué de cadavres humains, si cette opinion n'avait été déjà combattue avec succès par plusieurs auteurs et, entre autres, par Haller ([3]).

L'école de Cnide avait peut-être poussé plus loin encore les recherches de cette nature. Elle s'était principalement attachée, suivant Hippocrate, à la classification des maladies et à la description de leurs signes diagnostiques ([4]).

Les médecins de cette école ont décrit, dit *Galien*, sept maladies du foie et de la bile, douze de la vessie, quatre des reins, quatre sortes d'ictères et trois de phthisie ([5]). Des divisions aussi nombreuses ne peuvent guère avoir été établies sans que des connaissances acquises par l'ouverture des cadavres aient servi de base à quelques-unes d'entre elles.

Aristote, quoiqu'il se soit beaucoup moins occupé de l'étude de la médecine que de celle de la philosophie naturelle, paraît cependant avoir eu des idées assez précises sur la nature de quelques lésions organiques dont l'existence était probablement connue de son temps ([6]).

([1]) *Histoire de la médecine*, p. 11, liv. I, chap. 6.
([2]) *Historia medicinæ. Period.*, I, sect. III, chap. 2.
([3]) *Quod Hippocrates humanæ anatomiæ non fuerit imperitus.* Haller. *Opera minora.*
([4]) *De victu rat. in acut.*, n° 1 et suiv. Edition de Foes.
([5]) *De vict. rat. in ac.*, c. 1.
([6]) *Leclerc*, dans son histoire de la médecine, s'étaye d'un passage

Hérophyle et *Erasistrate*, dont les noms seront à jamais célèbres dans les fastes de l'anatomie, ont peut-être profité des occasions que leur fournissaient les dissections auxquelles ils se livraient, pour faire quelques observations sur les lésions organiques. Cependant, la perte de leurs ouvrages empêche de pouvoir rien savoir de précis sur ce point. On peut soupçonner qu'ils

---

d'Aristote pour prouver qu'à l'époque où vivait ce philosophe, on n'avait point encore étudié l'anatomie sur l'homme.

Sans parler des connaissances anatomiques que l'on trouve dans les écrits légitimes d'*Hippocrate* et du fait rapporté par *Pline*, je remarquerai seulement que le passage cité par *Leclerc* n'est nullement concluant par lui-même. Voici comment il traduit ce passage : « Les « parties internes du corps de l'homme, dit *Aristote*, sont inconnues, « ou l'on n'a rien de bien certain là-dessus ; mais il en faut juger par « la ressemblance qu'elles doivent avoir avec les parties analogues des « animaux. » (V. *Hist. des anim.*, liv. 1, ch. 16.)

Cette interprétation, qui paraît avoir été faite d'après quelque traduction latine, n'est pas exacte. Le texte grec porte en cet endroit :

« Τὰ μὲν οὖν μόρια τὰ πρὸς τὴν ἔξω ἐπιφανείαν, τοῦτον τέτακται τὸν « τρόπον : καὶ καθάπερ ἐλέχθη διωνόμασαί τε μάλιστα, καὶ γνώριμα διὰ « τὴν συνήθειαν, ἐστι : τὰ δὲ ἐντὸς, τοὐναντίον ἀγνώριστα γάρ ἐστι [μάλιστα] « τὰ τῶν ἀνθρώπων. Ὣς τὲ δεῖ πρὸς τα τῶν ἄλλων μόρια ζώων ἀνάγοντας « σκοπεῖν, οἷς ἔχει παραπλησίαν τὴν φύσιν. »

Ce qui signifie littéralement :

« C'est donc de cette manière que sont disposées les parties situées « à l'extérieur du corps ; elles sont dénommées comme il vient d'être « dit et leurs usages sont connus ! Mais il n'en est pas de même des « parties intérieures, car elles sont peu connues (il faut évidemment « sous-entendre *sous le rapport de leurs usages?*), surtout chez « l'homme.

« C'est pourquoi il nous faut les examiner en les comparant avec les « parties des animaux dont la nature se rapproche le plus de la « leur. »

Ces paroles, que précèdent l'énumération et la comparaison des par-

avaient fait quelques observations de ce genre, d'après l'opinion d'Hérophyle sur la péripneumonie et la pleurésie, qui nous a été conservée par *Cœlius Aurelianus*, (voyez *De acutis passionibus*), et qui, quoique inexacte au fond, n'a pu, cependant, être basée que sur des observations anatomiques. Une autre raison également pro-

---

ties extérieures du corps chez l'homme et les animaux, sont elles-mêmes suivies d'une exposition comparative de leurs organes internes. On y trouve des notions exactes sur plusieurs points d'anatomie humaine et, entre autres, sur les particularités que présentent le cerveau, le poumon, le cœur et l'estomac chez l'homme. La manière dont il compare ces viscères avec ceux des animaux ne peut laisser douter qu'il ne les ait examinés avec autant de soin chez l'un que chez les autres. A la vérité, il ne dit nulle part positivement qu'il ait ouvert des cadavres humains, mais il faut faire attention qu'*Aristote* écrivait dans un pays où le respect dû aux morts ne permettait pas d'avouer, dans un ouvrage fait pour être mis entre les mains de tout le monde, quels étaient les moyens employés par les médecins pour l'étude de l'organisation de l'homme. Cependant il paraîtrait, d'après un passage de *M. Ann. Sénèque*, que, dès cette époque, c'était déjà une opinion assez répandue que les médecins disséquaient des corps humains, quoiqu'ils ne voulussent peut-être pas en convenir publiquement. Ce rhéteur, indiquant les moyens dont on eût pu se servir pour excuser le fameux peintre *Parrhasius* d'avoir fait périr dans les tourments un esclave olynthien, afin de peindre d'après lui le supplice de *Prométhée*, représente, « *quantum semper artibus licuisset : medicos ut vim « ignoratam morbi cognoscerent viscera rescidisse.* » (Voyez *L. Ann. Senecæ opera philosophica*, et *L. Ann. Senecæ rhetoris opera. controv.*, lib. X, cont. v. Quelques éditions portent : « *Medici ut vim ignotam morbi « cognoscerent viscera hominum resciderunt.* » Or, on doit remarquer que l'événement que Sénèque essaye de justifier eut lieu quelque temps après la prise d'*Olynthe* par *Philippe*, père d'*Alexandre le Grand*, et, par conséquent, un peu avant l'époque à laquelle *Aristote* écrivit son histoire des animaux, ce qui serait encore propre à confirmer, s'il en était besoin, le fait que nous avons établi au commencement de cette note.

prc à appuyer cette conjecture, c'est que l'on trouve dans les écrits de *Galien* des connaissances beaucoup plus exactes sur la nature des lésions organiques que dans *Hippocrate*. Or, il n'avait pu puiser celles de ces connaissances qui ne lui étaient pas propres que dans les écrits d'*Hérophyle* et d'*Erasistrate*, vu que les médecins qui avaient suivi ces deux célèbres anatomistes étaient presque tous des sectes empirique, méthodique ou pneumatique, qui, en général, ne faisaient aucun cas de l'anatomie.

Galien décrivit, avec plus de détails et de précision, la plupart des maladies organiques dont avait parlé *Hippocrate*. Il en indique un assez grand nombre qui paraissent avoir été inconnues jusqu'à lui. C'est dans ses écrits que l'on trouve les premières notions qui aient été données sur les anévrysmes. On y trouve aussi des idées très exactes et très claires sur plusieurs sortes de tumeurs enkystées (¹). Si ces faits ne prouvent pas que les anciens aient eu de grandes connaissances en anatomie pathologique, ils font voir au moins qu'ils avaient déjà senti les avantages que l'on pouvait retirer de cette science, et il est probable qu'ils l'eussent portée aussi loin que les autres branches de la médecine d'observation, sans les obstacles que les mœurs des siècles et des pays dans lesquels ils ont vécu mettaient à ce genre d'étude.

Après Galien, l'anatomie pathologique fit peu de pro-

(¹) *De meth. med. ad glauconem*, lib. 14, cap. 12.

grès pendant une longue suite d'années. Les médecins grecs, compilateurs, et les arabes qui les suivirent, ne paraissent pas s'être occupés de la dissection ni de l'ouverture des cadavres. Cependant la pratique de la médecine et surtout celle de la chirurgie leur ont fourni quelques observations propres à augmenter la somme des connaissances relatives aux affections organiques. C'est ainsi qu'*Aciius* a parlé le premier de la rétroversion de la matrice (1), *Alexandre de Tralles*, des calculs du poumon (2); *Rhazès* donna la première description du *spina-ventosa* (3); mais ces découvertes étaient bien peu nombreuses, et ce ne fut même qu'un certain temps après la renaissance des lettres en Occident que l'étude de l'anatomie pathologique commença à être cultivée.

Parmi les causes qui contribuèrent aux progrès de cette science, il n'en est point qui ait eu une plus grande influence que l'établissement des hôpitaux. Ces asiles, consacrés par la religion à l'humanité souffrante, furent dès leur origine, au moins dans certains pays, des écoles où l'on puisa une instruction d'autant plus solide qu'elle était presque entièrement pratique. Bientôt l'étude de l'anatomie, devenue plus facile dans ces établissements où tout était soumis aux médecins, leur permit d'étendre les connaissances qui leur avaient été transmises par les anciens sur la struc-

(1) Tetrabibios IV, sermo 4, cap. 77.
(2) *De medicina.*
(3) *Continent.*, lib. 28.

ture du corps humain et de rechercher dans les cadavres, avec plus de soin qu'on ne l'avait fait jusqu'à
eux, les causes et les sièges des maladies.

La Faculté de médecine de Paris eut l'honneur de faire
les premiers pas dans cette nouvelle carrière. Deux de
ses membres, *Gontier d'Andernach* et *Sylvius*, se rendi-
rent célèbres par leurs recherches anatomiques et furent
les premiers maîtres de Vésale ([1]), que l'on a regardé
comme le restaurateur de l'anatomie moderne. Ces
illustres médecins joignirent souvent, à l'étude de la
disposition naturelle des organes du corps humain,
celle de ses dérangements morbifiques. Les auteurs
qui les ont suivis nous ont même conservé quelques-
unes de leurs observations à cet égard ([2]).

Depuis ce temps, la coutume d'ouvrir les corps des
personnes mortes de maladies remarquables est devenue de jour en jour plus générale. Les lois l'ont tolérée
d'abord, et bientôt l'ont autorisée.

Le préjugé qui s'y opposait s'est presque entièrement
éteint. Depuis près de deux siècles surtout il est peu
de médecins connus qui, dans le cours de leur pratique, n'aient pas eu occasion de faire plusieurs ouvertures de cadavres. La plupart d'entre eux ont publié
leurs observations, et bientôt elles sont devenues si
nombreuses qu'il serait impossible d'indiquer les noms

([1]) *Notice des hommes les plus célèbres de la Faculté de médecine
de Paris*, par Hazon. Paris, 1778.
([2]) BAUHIN. *Theatrum anatomicum*, t. I, c. 43.

de tous les auteurs qui en ont rapporté dans leurs ouvrages. Je me contenterai de parler de ceux qui méritent le plus d'être remarqués, soit par le nombre, soit par l'importance des faits qu'ils ont recueillis.

Peu après le renouvellement de l'étude de l'anatomie, les chirurgiens lettrés ne tardèrent pas à sentir les avantages que leur art pouvait retirer de l'ouverture des cadavres, et bientôt les ouvrages d'*Ambroise Paré* ([1]), de *Cabrol* ([2]), de *Marc-Aurèle Séverin* ([3]) firent connaître plusieurs observations d'anatomie pathologique.

Enfin, dans le XVIIe siècle, presque tous les médecins, las des formules des Arabes et des disputes auxquelles donnaient lieu les théories galéniques, commencèrent à reprendre la route de l'observation, et dès lors l'anatomie pathologique fut cultivée avec plus de soin.

Paul Barbette est un des premiers qui aient publié un certain nombre d'ouvertures de cadavres ([4]).

Bientôt *Schenkius* ([5]), *Tulpius* ([6]), *Pechlin* ([7]), *Bla-*

([1]) *Les œuvres d'Ambroise Paré*, conseiller et premier chirurgien du roi. Paris 1575.

([2]) Alphabet anatomique. Tournon, 1594, in-4°.

([3]) *De tumoribus præter naturam, in Synopseos chirurgicæ.*

([4]) PAUL BARBETTE. *Anatome practica.* Amsterdam, 1659, in-8°.

([5]) J. SCHENKII. *Obs. medicæ variores.* Francfort, 1665, in-fol.

([6]) Nic. TULPII. *Obs. medicæ.* Amst., 1672, in-8°.

([7]) J.-N. PECHLIN. *Obs. med. et anat.* Hamburgi, in-4°.

sius ([1]), *Borelli* ([2]), *Horstius* ([3]) publièrent à l'envi, dans un espace d'environ dix ans, des histoires de maladies auxquelles était jointe l'indication des lésions qu'avait montré l'ouverture des corps.

Bartholin démontra, dans un ouvrage particulier, les avantages de l'anatomie pathologique ([4]). A peu près à la même époque ([5]), Baglivi, qui, jeune encore, portait, dans l'étude de la médecine, le génie le plus brillant uni à la patience la plus laborieuse, sentit toute l'utilité de l'ouverture des cadavres. Il engageait les médecins à s'y livrer ([6]), indiquait les conditions les plus propres à les rendre utiles ([7]) en même temps qu'il enrichissait lui-même la science d'observations ou d'histoires particulières, dont plusieurs, pour l'in-

---

([1]) G. BLASII. *Observata anatomica, in homine et brutis simia, equo, etc.* Leyde, 1674, in-8°.

Le même, Observationes mediæ variores. Amsterdam, 1677, in-8".

([2]) PETRI BORELLI. *Historiarum et observationum medico-physicarum,* cent. IV, *subjunctæ sunt variisque animalibus, etc.* ISAACI CATTIERI, *Obs. med.* Francfort et Leipzig, 1676. In-8°.

([3]) Grég. HORST. *Specimen anat. pract.* Francfort, 1678, in-4°. PÆONIS [Harder] et PYTHAGORÆ [Peyer]. *Exercitationes anatomicæ medico familiares.* Bâle, 1682, in-8°.

([4]) Th. BARTHOLINI. *De anatome practica in cadaveribus morbosis adornanda consiliam.* Hasniæ, 1674, in-4°.

([5]) Voyez la première édition de ses œuvres. Rome, 1696.

([6]) *Lettre à un ami,* dans la préface de ses œuvres.

([7]) Voir entre autres les passages suivants :

Dissert de Tarantula, cap. X.

Praxeos med., lib. I, cap. IX, *de pleuritide.*

Ibid., lib. II, cap. IX, art. III, § 10.

Dissertatio de exper. anatom. et practicis, exper. VI.

Ibid., exper. XI.

térêt qu'elles présentent et pour l'exactitude de la description, ne le cèdent en rien à ce qui a été fait de
mieux depuis en ce genre (¹).

Vers la fin du même siècle, *Bonet* conçut le projet
de rassembler toutes les ouvertures de cadavres et tous
les faits relatifs à l'anatomie pathologique épars dans
les auteurs qui l'avaient précédé (²). Cette idée fut ac-
cueillie avec applaudissement par tous les savants qui
cultivaient, à cette époque, les sciences médicales.

L'anatomie était alors, pour ainsi dire, la science à
la mode. On s'en occupait avec une ardeur qui ne peut
être comparée qu'à celle que l'on a vu régner depuis
parmi les chimistes de nos jours, lors de la création
de la chimie pneumatique.

Il paraît, par les ouvrages polémiques du temps relatifs aux disputes de *Bartholin*, de *Rudbeck*, d'*Harvey* et
de *Riolan*, qu'il existait alors entre les anatomistes une
correspondance suivie et très active. Aucune époque
n'a présenté, en apparence, plus d'avantages pour tra-
vailler à l'étude de l'anatomie pathologique. Cependant, *Bonet* ne put faire qu'un ouvrage fort imparfait.

L'anatomie de l'homme sain n'était peut-être pas
encore assez avancée pour qu'on pût s'occuper avec
succès de celle de l'homme malade. Le goût et le talent
de l'observation n'étaient pas d'ailleurs assez générale-

(¹) *Prodromus anatomiæ practicæ.* Gènes., 1675. In-8°.
(²) *Theophili Boneti Sepulchretum anatomicum.* Genève, 1679, in-
fol., 2 vol. *Le même.* Edition publiée par Manget, Lyon, 1700, 3 vol.
in-fol.

ment répandus, pour qu'un assemblage de faits recueillis par différentes personnes pût former autre chose qu'une compilation indigeste et incohérente. Chacun des auteurs dont les observations se trouvent réunies dans le *Sepulchretum*, avait trop peu vu pour avoir pu apprendre à bien voir. Aussi retrouve-t-on dans tous les mêmes défauts. La plupart d'entre eux se sont contentés d'indiquer les lésions sans les décrire; plusieurs se sont permis des assertions hasardées; d'autres, et c'est le plus grand nombre, se sont contentés de noter ce qui leur paraissait le plus essentiel, et ont négligé d'indiquer des altérations moins importantes en apparence, mais cependant nécessaires à connaître. L'amour du merveilleux en a porté quelques-uns à avancer des faits évidemment faux.

Bonet lui-même n'avait pas assez observé pour pouvoir juger avec exactitude de la valeur des observations qu'il rassemblait. Cependant, malgré ces défauts, le *Sepulchretum* fera toujours époque dans l'histoire de la médecine, et par le grand nombre de faits qu'il contient et par l'idée de l'entreprise.

Après *Bonet*, *Daniel Leclerc* et *Manget* publièrent une *bibliothèque anatomique* (¹), compilation assez vaste, mais qui, sous le rapport de l'anatomie pathologique, ne vaut pas le *Sepulchretum*.

Depuis la fin du xviie siècle, époque à laquelle l'ouvrage de *Bonet* fut publié, jusques vers le milieu

---

(¹) DANIEL CLERICUS et JOH. JACOB MANGETUS. *Bibliotheca anatomica*, Genève 1685, 2 vol. in-fol.

du XVIII°, il ne parut sur le même sujet que quelques travaux peu importants. On distingue cependant parmi ces ouvrages l'*Apiarium* de *Harder* (¹), recueil de faits parmi lesquels plusieurs présentent beaucoup d'intérêt.

Les observations chirurgicales et anatomiques de *Stalpart van der Wiel* (²), qui parurent en même temps que l'ouvrage de *Harder*, contiennent aussi quelques observations assez remarquables relativement à l'anatomie pathologique.

Lancisi publia quelques années après, un petit traité sur les morts subites (³), qui, quoiqu'il appartienne peut-être plus spécialement à la physiologie qu'à l'anatomie pathologique, a cependant contribué à éclaircir quelques points de cette dernière science.

Dans le même espace de temps, *Blankaart* (⁴), *Saltz-mann* (⁵), *Stenzelius* (⁶), *Trioen* (⁷), *Lambrecht* (⁸), *Le-*

(¹) *Jo. Jac. Harderi Apiarium Observationibus medicis*, etc. Bâle, 1687, in-4°.

(²) *Corn. Stalparti Van der Wiel, Centuriæ observationum rariorum*, 1687-1727. *Observationes rariores anatomicæ*. Leyde 1687, 2 vol. in-8°.

(³) *J. Mariæ Lancisi de subitaneis mortibus*. Rome, 1707. In-4°.

(⁴) *Steph. Blancardi. Anatomia practica*. Leyde, 1688. In-12.

(⁵) *J. Saltzmanni Specimen anatomiæ curiosæ et utilis*. Strasbourg, 1709, in-4°.

(⁶) *Christ. Godof. Stenzelii Anthropologia ad pathologiam applicata*. Vitemberg, 1728. In-4°.

(⁷) *Corn. Trioen. Observationum medico-chirurgicarum fasciculus.* eyde, 1743. In-4°.

(⁸) *Av. Ferd. Lambrecht. Compendium anatomico-medicum practum.* 1747. In-8°.

brecht Loeseke (¹), publièrent en Allemagne des recueils d'observations moins connus que les précédents, mais dans lesquels on trouve cependant quelques faits utiles.

A ces ouvrages, on doit ajouter le *ratio medendi* de *De Haën* (²), qui contient plusieurs observations cadavériques intéressantes.

Dans les ouvertures de cadavres contenues dans ces ouvrages, on ne voit pas que la science eut fait aucun progrès sensible depuis Bonnet. Les lésions y sont toujours plutôt indiquées que décrites.

Enfin parut Morgagni. Doué de ce coup d'œil pénétrant si nécessaire dans l'étude et l'observation de la nature, il aperçut dès ses premiers pas dans la carrière de la médecine, de quelle utilité pouvait être un jour l'anatomie pathologique. Les livres écrits sur cette science, et en particulier le *Sepulchretum*, qu'il regardait avec raison comme le meilleur de tous, lui présentèrent des erreurs qu'il entreprit de détruire et d'immenses lacunes qu'il résolut de remplir. Il mit dans l'exécution de ce projet l'activité et la constance qui seules pouvaient en assurer le succès.

Dans le cours d'une vie consacrée à l'exercice de la médecine et à l'enseignement de l'anatomie, il saisit avec empressement toutes les occasions d'ouvrir des cadavres ; il recueillit avec soin les observations d'ana-

---

(¹) *J. Lud. Lebrecht Loeseke. Observationes anatomico-chirurgico-medicæ novæ et rariores.* Berlin, 1754. In-4°.

(²) *Ant. De Haën. Ratio medendi in nosocomio practico.* Vindob., 1760.

tomie pathologique que plusieurs médecins célèbres, ses amis et ses contemporains, avaient faites dans le cours de leur pratique, et il fit paraître enfin, en 1761, ses immortelles *Lettres anatomiques* ([1]), fruit de soixante ans de travaux et de recherches. Les suffrages de tous les savants s'accordèrent en faveur de cet ouvrage, et trois éditions épuisées dans l'espace de quatre ans ([2]) prouvèrent que tous les médecins l'avaient trouvé plein d'une instruction solide et pratique. On lui reprocha avec raison peu d'ordre, des observations quelquefois incomplètes et une prolixité assez souvent fatigante ; mais on reconnut unanimement, dans l'ouvrage de Morgagni, le mérite de l'observation la plus exacte, jointe à une critique saine et basée sur une érudition vaste et bien entendue. Chacune des lettres qui le composent peut être regardée comme un parfait modèle de ce que doit être un mémoire sur un point particulier d'anatomie pathologique. L'exposition des faits propres à l'auteur, y est toujours suivie de la discussion des observations analogues faites par ceux qui l'ont précédé, et de ces rapprochements naît souvent la lumière la plus satisfaisante. Toutes les observations contenues dans l'ouvrage de *Morgagni* ne lui appartiennent pas ; près de la moitié lui ont été communiquées par *Valsalva*, ou ont été trouvées dans les papiers de ce célèbre médecin après sa mort ; quelques autres sont dues à divers pro-

([1]) *J. Bapt. Morgagni. De sedibus et causis morborum per anato-. men indagatis*, libri V, 1761, Bassano. in-4°.

([2]) Voyez *Hist. vitæ et operum Morgagni*, dans l'édition de ses *Lettres anatomiques*, publiée par *Tissot*. Paris, 1779.

fesseurs ou médecins amis de l'auteur. Mais au milieu
de toutes ces observations, celles de Morgagni se font
toujours remarquer par une exactitude plus grande et par
des détails beaucoup plus précis dans les descriptions.

Ces qualités se rencontrent surtout dans toutes les
observations relatives aux altérations de forme et de
position des organes du corps humain ; il serait à dési-
rer qu'elles existassent au même degré dans celles qui
ont rapport aux altérations de texture ; il eut alors resté
peu de chose à faire en anatomie pathologique.

Quelques années après la mort de *Morgagni*, parut
l'ouvrage de *Lieutaud*, intitulé *Historia anatomico-
medica* (¹). Cet ouvrage jouit d'abord d'une réputation
fondée en grande partie sur le rang qu'occupait l'auteur
dans la médecine française ; mais il ne tarda pas à tom-
ber dans l'oubli auquel le condamnait naturellement sa
médiocrité ; ce n'est qu'une pure compilation dans laquelle on ne trouve ni l'abondance des faits qui existent
dans le *Sepulchretum*, ni les rapprochements et les dis-
sertations de l'ouvrage de *Morgagni*. L'auteur a affecté
d'ailleurs une brièveté dans les descriptions qui ne
s'allie que rarement avec l'exactitude nécessaire

A peu près dans le même temps que *Morgagni* écrivait son traité *de Sedibus*, *Haller* publia, sous le nom
d'*Opuscula pathologica* (²), quelques observations d'ana-

(¹) *J. Lieutaud. Historia anatomico-medica, etc.* éditée par *Ant. Portal*. Paris, 1767, 2 vol. In-4°.
(²) *Haller. Opuscula pathologica.* Lausanne, 1768, in-8°.

tomie pathologique, que ses nombreuses dissections l'avaient mis à portée de faire.

Quoique parmi ces observations il s'en trouve de fort remarquables, on ne peut qu'être étonné en voyant qu'environ 400 cadavres disséqués par *Haller* ne lui en aient pas fourni un plus grand nombre. *Morgagni* n'en avait pas ouvert davantage, et cependant quelle différence dans les résultats! cette différence est d'autant plus digne de remarque que *Haller* était doué d'un esprit éminemment observateur; mais il paraît que l'étude de la disposition naturelle des parties du corps humain a fixé toute son attention, et qu'il ne s'est aucunement attaché à recueillir les faits d'anatomie pathologique qui, nécessairement, ont dû s'offrir à lui en grand nombre. On trouve cependant dans ses ouvrages quelques observations assez précieuses sur divers modes de lésions organiques et entre autres sur les ossifications [1], sur les calculs biliaires [2], sur l'oblitération des veines [3] et sur le tissu cellulaire accidentel [4].

Dans la fin du xviiie siècle, une foule de savants s'occupèrent de recherches d'anatomie pathologique et, suivant la route tracée par *Morgagni* et par quelques bons esprits qui l'avaient précédé, ils réunirent à l'exposition de leurs observations l'examen et le rapproche-

---

[1] *Opuscula pathologica.*
[2] *Ibid.*
[3] *Ibid.*
[4] *Ibid.*

ment de celles qui avaient été faites avant eux. Les
actes des sociétés savantes qui, dès leur origine, avaient
toujours servi de dépôt à une multitude d'observations
particulières, se remplirent plus que jamais de disser-
tations intéressantes sur divers points d'anatomie pathologique. Les mémoires de l'Académie des sciences,
ceux de l'Académie de chirurgie, les Transactions phi-
losophiques en contiennent surtout un grand nombre.
Parmi les mémoires particuliers qui parurent dans cet
espace de temps, les plus remarquables sont ceux de
de *Walter* [1] et de *Sandifort* [2]. On doit de plus à ce dernier auteur la description du cabinet anatomique de
Leyde, ouvrage qui renferme une très belle suite de
gravures, presque toutes relatives aux maladies des os.

Ludwig, professeur à Leipsick, publia, en 1785, un
petit ouvrage dans lequel il indiqua la plus grande
partie des maladies organiques et les auteurs qui ont
écrit sur chacune d'elles [3].

En 1778 parut l'article *Anatomie pathologique* de l'en-
cyclopédie méthodique, rédigé par Vicq d'Azyr. Cet
article n'est autre chose qu'une compilation sans méthode, souvent sans goût, et sous tous les rapports, il est
peu digne de la réputation d'ailleurs si bien méritée de
son auteur.

---

[1] *Walter De polypis. Gotllieb Walter, de morbis peritonæi et apo-
plexiâ.* Berlin, 1785. In-4º.

[2] *Ed. Sandifort. Obs. anat. pathologicæ.* Leyde, 1777-1781. —
Exercitationes academicæ. Leyde, 1781-1783, 4 vol. In-4º.

[3] *Christiani Friderici Ludewigii prof. Lips. primæ lineæ anato-
miæ-pathologicæ, etc.* Leipzig, 1785, in-8º.

A peu près vers la même époque se préparait un
découverte qui devait contribuer à répandre beaucou
de clarté sur une foule de maladies et entre autres su
les affections inflammatoires. *Nihell* (¹) et, avant lu
Cotugno (²) avaient déjà remarqué chacun dans un ca
particulier que les membranes séreuses peuvent s'er
flammer sans que les organes qu'elles revêtent part
cipent à la même maladie.

Stall, dont l'ouvrage sur la médecine (³) clinique e
d'ailleurs plein d'excellentes observations et d'ouve
tures de cadavres très bien faites, consigna un fa
semblable. Un jeune médecin anglais, nommé *Johnso*
soutint dans une thèse inaugurale (⁴) que la fièv
puerpérale est presque toujours causée par une infla
mation du péritoine, à laquelle ne participent ordin
rement ni la matrice, ni aucun des viscères conten
dans l'abdomen. Il soupçonna même que dans la plup
des inflammations internes les membranes qui revête
les viscères sont seules affectées (⁵).

Gottlieb Walter, dans l'ouvrage déjà cité (⁶), dévelop

(¹) *Nouvelles observations sur le pouls*, etc., traduites de l'ang
de M. Nihell, par M. Lavirotte. Paris, 1748, p. 193. *Histoire de S
vestre de Grana.*

(²) *Cotunni de sedibus variolarum.*

(³) *Ratio medendi.* Vindabon. 1777. In-8º.

(⁴) *Dissertatio medica inaugur. de feb. puerperali.* Edinbo
1779, in-8º.

(⁵) « *Verisimile est membranas investientes et non substantiam
renchymatosam in omnibus inflammationibus acutis internis præc
affici* », op. cit., p. 27.

(⁶) *De morbis peritonæi et apoplexia.*

la même opinion avec beaucoup plus d'étendue et l'appuya sur un nombre presque incroyable d'observations cadavériques (plus de 5,500). Je ne crois pas cependant que l'on doive inférer de ce qu'il dit à cet égard, qu'il ait ouvert une pareille quantité de cadavres, dans le dessein d'étudier les maladies dont ils étaient morts. Il est plus que probable que ce nombre est celui des sujets qui ont été portés dans son amphithéâtre pour y servir à l'instruction des élèves et sur lesquels il aura toujours eu soin de jeter un coup d'œil. Tous ceux qui savent combien la nécessité de conserver des sujets pour l'étude de l'anatomie descriptive, les règlements d'administration et mille autres causes mettent d'obstacle, même dans les grands hôpitaux, aux recherches d'anatomie pathologique, sans parler des dégoûts attachés à ce genre de travail et que le zèle le plus ardent ne peut pas également surmonter dans tous les temps, concevront facilement qu'il est à peu près impossible qu'un homme ait pu ouvrir avec soin et examiner en détail 5,500 cadavres. Une raison très forte se joint à ces considérations ; c'est que, si l'on en excepte la découverte dont nous venons de parler, *Walter* n'a rien publié de remarquable en anatomie pathologique.

Toutes ces observations sur les affections des membranes séreuses étaient à peu près oubliées ou plutôt elles avaient fait très peu de sensation, même dès leur origine ; elles étaient même entièrement ignorées en France, lorsque *Bichat* vint les présenter sous des rapports nouveaux, et les lier aux vues les plus étendues

sur l'organisation et les lois de l'économie animale.
Livré d'abord à l'étude de l'anatomie et de la physiologie, ce jeune médecin y apporta un esprit vaste, une
imagination vive et le génie de l'observation. Le premier il classa d'une manière exacte les tissus organiques
qui entrent dans la structure du corps humain. Les
recherches qu'il fit pour arriver à ce but lui firent
connaître que tous les organes qui appartiennent à un
même système, quelle que soit la partie du corps dans
laquelle ils se trouvent, ont entre eux autant de ressemblance dans l'état de maladie que dans celui d'intégrité. Cette idée féconde et lumineuse le conduisit à
plusieurs découvertes utiles; elle lui fit deviner, pour
ainsi dire, tout ce qu'un nombre presque infini d'observations avait à peine appris à *Walter* sur les affections
de la plèvre et du péritoine. Non content des nombreuses et intéressantes observations pathologiques
qu'il publia dans son *Anatomie générale*, Bichat entreprit encore un travail suivi sur cette matière. Il s'en
occupa avec l'activité qu'il portait dans toutes ses
recherches, et au bout de quelques mois, il eut recueilli
assez de faits pour qu'il crut devoir les publier dans un
cours public d'anatomie pathologique (¹). Il divisa
toutes les lésions organiques en deux grandes classes,
celle des *altérations générales ou communes*, c'est-à-dire
qui peuvent attaquer toutes les parties du corps, et celle

(¹) Ce plan m'a été communiqué par M. *M. Buisson*, parent de Bichat,
et Fizeau, son élève et son ami, qui ont bien voulu me confier les notes
qu'ils avaient pu recueillir à ce cours.

des *altérations particulières*. Dans cette dernière classe, il rangeait un grand nombre d'affections qu'il croyait être propres à chaque système d'organes exclusivement à tous les autres. C'est ainsi qu'il regardait l'ossification accidentelle comme particulière au tissu fibreux, et les exsudations granuleuses aux membranes séreuses, les tubercules au tissu du poumon, les kystes séreux au système cellulaire.

Bichat ne rangea dans la première classe que l'inflammation et le squirrhe. Il examina successivement ces deux sortes d'affections dans chacun des systèmes d'organes. Dans la seconde classe, au contraire, il basa ses premières divisions sur la division anatomique des systèmes et il fonda les subdivisions sur la nature différente des lésions qui peuvent attaquer chaque système organique.

Cette division pèche par plusieurs points, comme nous le montrerons en divers endroits de cet ouvrage. Elevé à l'école de *Desault*, *Bichat* avait appris sous ce maître habile l'art d'observer et d'étudier la nature ; mais il avait puisé une sorte d'éloignement pour les travaux d'érudition, qui lui fit souvent commettre des erreurs que les plus simples recherches lui eussent fait éviter. Cependant, malgré les défauts de la méthode qu'il suivait, Bichat développa dans son cours des idées exactes, des vues profondes et une foule d'observations neuves.

Les esprits se tournèrent vers l'étude de l'anatomie pathologique. Cette science, présentée sous un jour nouveau, fut cultivée avec plus d'ardeur ; plusieurs jeunes médecins s'empressèrent à marcher sur les traces de *Bichat*, dont les travaux déjà couronnés des plus brillants succès, l'eussent un jour placé au rang des hommes qui ont le plus illustré l'art de guérir, si la mort n'eut pas moissonné, à la fleur de l'âge, ce jeune médecin digne par son génie de l'admiration de la postérité et par ses qualités personnelles de tous les regrets de ses contemporains.

Multis ille bonis flebilis occidit...

Depuis la mort de *Bichat*, on a publié à Paris, sous le nom de *Traité d'anatomie pathologique* (¹), une traduction d'un ouvrage du Dr *Baillie*, dans laquelle on a fondu des notes que le D^r *Sœmmering* avait ajoutées à sa traduction allemande du même ouvrage. Ce livre, dont l'original avait été jusqu'alors inconnu en France, parait avoir été composé vers l'année 1796 ou 1798 (²). Il contient des vues analogues à celles de *Walter* et de *Bichat* sur l'inflammation des membranes séreuses. On y trouve aussi des idées exactes sur plusieurs autres sortes de lésions et entre autres sur l'inflammation du poumon et sur les tubercules que l'auteur appelle tumeurs scrofuleuses. Ce livre est d'ailleurs très incomplet ; il offre peu de détails. Il est écrit sans

(¹) *Traité d'anatomie pathologique du corps humain*, par M. Baillie, traduit de l'anglais sur la dernière édition, à laquelle l'auteur a ajouté les notes et additions de la traduction allemande, par Soemmering, etc., par M. Ferral, médecin. Paris, an XI.

(²) Laënnec se trompe ici, l'ouvrage de Baillie porte la date de 1791 (D).

méthode et d'une manière peu soignée. L'auteur s'est contenté d'y indiquer successivement et à peu près sans ordre les altérations des diverses parties du corps humain. Enfin, sous la plupart des rapports, cet ouvrage présente la science dans un état beaucoup moins avancé que ce que l'on trouve sur le même sujet dans l'*Anatomie générale de Bichat*.

L'Allemagne possède également plusieurs médecins qui s'occupent avec zèle des recherches d'anatomie pathologique. Deux ouvrages publiés depuis un petit nombre d'années (¹) sont la preuve de leur amour pour la science et du succès de leurs travaux.

D'après cet exposé rapide de l'histoire de l'anatomie pathologique, l'on voit que parmi ceux qui l'ont cultivée, il en est bien peu qui l'aient envisagée dans toute son étendue. La plupart des médecins qui s'en sont occupés se sont contentés de publier les observations les plus remarquables que leur avait fourni leur pratique, ou, tout au plus, des mémoires sur quelques objets particuliers. Le nombre des auteurs qui, comme Bonnet et Morgagni, ont embrassé la science dans son ensemble est beaucoup plus petit ; de là vient, sans doute, l'imperfection des méthodes qu'ils ont suivies ; car, dans l'étude de la nature, il est d'autant plus difficile de parvenir à la connaissance de la vérité que les

---

(¹) G. CHR. CONRAD, *Handbuch der pathologischen Anatomie*. Hanovre, 1796, in-12.

WELTER, *Aphorismen aus der pathologischen Anatomie*. Vienne, 1803.

4

routes qui y conduisent ont été moins souvent fré-
quentées.

Tous les auteurs qui, jusqu'à nos jours, ont écrit sur
l'anatomie pathologique, ont suivi, dans l'exposition
des lésions organiques, l'ordre dans lequel se présentent
à la dissection les diverses parties du corps humain.
Cette méthode, empruntée de l'anatomie descriptive,
outre qu'elle entraîne à une foule de répétitions, s'é-
loigne entièrement de la marche de la médecine, qui
classe autant que possible les maladies d'après leur nature plutôt que d'après leur siège.

Bichat lui-même n'est pas, sous ce rapport, entièrement exempt de blâme ; car, quoiqu'en examinant
successivement les altérations de chaque système d'organes, il ait été conduit à des rapprochements ingénieux
et à des découvertes utiles, il n'en est pas moins vrai
qu'en fondant, comme il l'a fait, ses premières divisions
sur cette base, il a été forcé de répéter très souvent les
mêmes choses, et quelquefois même il est tombé dans
des idées dont l'observation a démontré depuis la faus-
seté. Il a commis d'ailleurs une très grande erreur en
bornant à deux (l'inflammation et le squirrhe) le nombre des affections générales, ou qui peuvent attaquer
tous les systèmes d'organes.

En effet, quelque différence de structure que présentent les diverses parties du corps humain, on retrouve
toujours à chacune d'elles à peu près les mêmes sortes
d'altérations. Il est même probable que chaque mode de
lésion peut exister dans tous les systèmes d'organes,
avec les modifications qu'il subit nécessairement à

raison de la texture différente de chacun d'eux. Le système osseux lui-même doit peut-être être compris dans cette proposition générale. Plusieurs auteurs ont remarqué, non sans fondement, qu'il existe une grande analogie entre ses affections et celles des parties molles.

Ces raisons m'ont déterminé à rapprocher, autant que possible, les altérations organiques d'après leur nature et à n'adopter les divisions purement anatomiques que comme des méthodes auxiliaires, propres à établir les subdivisions ou à remplacer la première lorsqu'on ne pourrait la suivre sans quelque inconvénient majeur. C'est d'après ces principes qu'est formée la classification des lésions que je vais exposer.

Le nombre des altérations organiques est très considérable; leur aspect présente une multitude de variétés. Si l'on parcourt les volumineux recueils des sociétés savantes, les ouvrages des observateurs, les éphémérides, les journaux de médecine, on ne peut se défendre d'un sentiment d'étonnement à la vue de la quantité d'altérations diverses dont l'existence semble démontrée par l'observation. On serait même tenté de croire, au premier coup d'œil, que, dans leur formation, la nature ne suit aucune marche régulière et déterminée. Cependant, en les étudiant avec plus d'attention, on ne tarde pas à reconnaître que leur nombre ne paraît d'abord aussi grand que parce qu'elles n'ont pas été assez soigneusement examinées et que, souvent, on a pris pour des lésions d'espèces différentes des modifications ou des degrés divers d'une même altération.

Une observation plus attentive ne peut manquer de conduire à des résultats plus certains ; et, par son secours, on parviendra à déterminer d'une manière invariable les différences qui existent entre chaque espèce de lésions organiques. Sans doute, on observera longtemps encore avant de savoir tout ce qu'il est donné à l'homme de connaître dans ce genre ; mais on y parviendra. La nature est astreinte à des règles constantes, dans la destruction comme dans la construction des êtres.

Cependant, on ne peut se dissimuler qu'il y ait des obstacles assez grands à lever pour parvenir à classer tous les modes de lésions. Il est des altérations qui, à certaines époques de leur existence, ont beaucoup de ressemblance avec des altérations d'espèces tout à fait différentes. Les complications des divers modes de lésions entre eux contribuent également beaucoup à répandre de l'obscurité sur le nombre et les caractères de leurs espèces primitives.

D'un autre côté, des lésions réellement différentes sont cependant très voisines l'une de l'autre, et semblent même établir entre les modes d'altérations dont nos organes sont susceptibles une sorte de chaîne ou d'échelle naturelle, analogue à celle qu'Aristote, Bonnet et quelques autres naturalistes ont observée entre les êtres vivants et inertes. Ces difficultés ne doivent pas, néanmoins, être regardées comme insurmontables et, en réfléchissant sur la nature des altérations organiques, on verra qu'elles peuvent toutes être rangées sous un assez petit nombre de classes.

Une grande partie de ces lésions consistent dans une altération évidente du tissu de la partie affectée. Dans d'autres, il n'y a qu'un changement de forme ou une conformation vicieuse, sans aucun changement notable dans la texture.

Quelquefois, un organe augmente de volume ou s'amoindrit par l'effet d'un dérangement dans sa nutrition.

D'autres maladies organiques sont produites par un simple changement de la position des diverses parties du corps, comme on le voit dans les luxations et les hernies.

Enfin, on doit joindre à l'exposition des altérations organiques celle des lésions produites par les vers qui se développent dans l'économie animale, quoique ces animaux n'occasionnent pas toujours de lésions de ce genre, et que, dans les cas même où cela a lieu, ces altérations pourraient souvent se rapporter à quelques-unes de celles dont nous avons déjà parlé. En effet, ces vers eux-mêmes sont un mode particulier de lésion, puisqu'ils ne peuvent se développer que dans le corps des animaux et qu'ils n'existent qu'en troublant les fonctions ou même en en détruisant les organes.

On peut donc reconnaître cinq modes principaux d'altérations organiques, savoir :

I. — Les altérations de texture.
II. — Les altérations de forme.

III. — Les altérations de nutrition.

IV. — Les altérations de position.

V. — Les altérations dues à la présence de corps étrangers.

Quoique toutes les maladies organiques se puissent, à la rigueur, ranger dans ces cinq classes, cependant on remarquera facilement que cette division présente d'assez grands inconvénients ; car, outre qu'elle conduit parfois à des rapprochements un peu forcés, elle nous laisse encore, dans d'autres cas, assez incertains sur la classe dans laquelle on doit placer certaines lésions. La courbure des os qui suit le rachitisme, par exemple, peut être rangée ou parmi les altérations de forme, ou, à raison de la cause qui lui a donné naissance, parmi les altérations de nutrition.

Cette division a encore quelquefois le désavantage de rapprocher les objets sous des rapports peu essentiels en comparaison de quelques autres qu'elle nous force de négliger. Il est beaucoup plus utile, par exemple, de réunir la description de l'accroissement de nutrition du cœur (*anévrysme du cœur*) à celle des autres maladies de cet organe, avec lesquelles ses symptômes pourraient souvent le faire confondre pendant la vie, que de rapprocher l'histoire de cette maladie de celle de l'accroissement de nutrition de la vessie (*vessie à colonnes*), avec lequel elle n'a d'autre rapport que celui de l'altération de nutrition.

Ces inconvénients existent surtout par rapport aux altérations de forme, de position et de nutrition ; mais il n'en est pas ainsi des deux autres modes de lésions

organiques. Les altérations de texture surtout, quoique
extrêmement nombreuses et variées, ont souvent la
même nature dans des organes très divers. De leur rapprochement et de leur classification méthodique naissent des résultats auxquels l'anatomie pathologique
n'était point encore parvenue et qui peuvent contribuer
à éclairer la médecine et la chirurgie. On ne peut pas
non plus traiter séparément des vers des différentes
parties du corps sans s'exposer à une multitude de répétitions.

D'après les raisons que je viens d'exposer, cet ouvrage sera divisé en deux parties.

Dans la première, je traiterai des altérations de texture et de celles qui sont produites par les vers. J'ajou-
terai à ces dernières l'exposition des dérangements qui
naissent de la présence de certains insectes qui s'introduisent dans diverses parties de l'économie animale. A
l'histoire des vers et des insectes, que je réunirai sous
le nom commun de corps étrangers animés, je joindrai
quelques généralités sur les corps étrangers inertes.
Quoique les désordres occasionnés par ces derniers se
rangent presque toujours dans quelqu'une des cinq
classes dont nous avons parlé ci-dessus, il peut cependant naître de leur rapprochement quelques consé-
quences utiles.

Cette première partie contiendra encore des considérations sur les altérations de forme, de position et de
nutrition.

De l'ensemble de ces généralités résultera une sorte de *Traité d'anatomie pathologique générale*, qui, indépendamment des rapports avantageux sous lesquels il présentera les affections organiques, sera encore le meilleur moyen d'éviter, pour la suite, beaucoup de répétitions.

Dans la deuxième partie, j'examinerai les affections organiques qui n'auront pu être décrites dans la première. Je suivrai dans cet examen l'ordre des appareils des fonctions. En traitant des lésions de chaque appareil, je décrirai d'abord celles qui sont propres à chacun des tissus qui entrent dans sa composition, puis celles qui affectent la totalité d'un organe, ayant soin, dans tous les cas, de ne faire qu'indiquer les altérations qui auront été déjà décrites dans la première partie.

Je terminerai la description des lésions de chaque appareil par l'exposition des altérations que peuvent subir les liquides qu'il sécrète ou qu'il contient. Cette méthode réunit, aux avantages de celle de Bichat, ceux qui dérivent de la classification des altérations organiques d'après leur nature ; car, dans la description des lésions de chaque tissu on doit naturellement exposer successivement et séparément ses altérations de forme, de position, de nutrition, de texture et celles qui lui sont occasionnées par la présence de corps étrangers animés ou inertes.

J'ai toujours suivi dans la description de chaque lésion la marche suivante. J'indique d'abord les caractè-

res que présentent les altérations organiques considé
rées en elles-mêmes ; je passe ensuite à l'examen des
effets qu'elles produisent sur l'organe dans lequel elles
existent, sur les organes voisins et enfin sur toute l'économie.

J'ai cru devoir joindre aux descriptions de quelques
altérations organiques des observations particulières
propres à prouver leur existence ou à faire mieux con-
cevoir leur nature. Il m'eût été facile de les multiplier,
mais plusieurs raisons m'ont engagé à les employer
rarement. La longueur et l'aridité des détails qu'elles
contiennent nécessairement rendent toujours les histoires particulières de maladies et les ouvertures de
cadavres assez pénibles à lire. Je me suis d'ailleurs
proposé de publier les résultats que m'ont donné mes
recherches et mes observations jointes à ce que l'on
trouve d'analogue dans les auteurs qui ont traité le
même sujet et je n'ai point eu dessein de publier toutes
les observations particulières que j'ai eu occasion de
faire. Un pareil travail serait, je crois, aussi peu en
rapport avec le goût de notre siècle que peu convenable
à l'époque où la science est actuellement arrivée.

Avant de terminer cès considérations générales sur
les lésions organiques, je remarquerai que l'un des plus
fréquents obstacles qui existe dans leur étude est la
difficulté que l'on trouve souvent à vérifier les observations qui ont été faites avant nous sur ce sujet. Outre que le temps, la saison, les occupations qu'entraîne
la pratique de la médecine ne permettent pas toujours

de saisir toutes les occasions qui se présentent d'ouvrir
des cadavres, on doit remarquer que certaines lésions
communes dans quelques pays sont très rares dans
d'autres. Les scrofules sont très fréquentes en Angle-
terre, la phthisie pulmonaire est plus commune en
France qu'en Italie, la plique ne se voit guère qu'en
Pologne ; plusieurs affections cutanées semblent confi-
nées dans certaines contrées de l'Asie ou de l'Afrique ;
le goitre, le calcul de la vessie sont endémiques en
quelques pays, etc. Tout ce que j'aurai occasion de
dire sur la fréquence relative des maladies organiques
ne doit, par conséquent, pas être pris d'une manière
générale.

Beaucoup des assertions que j'émettrai à cet égard ne
sont probablement bien fondées qu'en France. Je dois
en dire autant des résultats que j'exposerai relativement à la fréquence respective des lésions dans les différents sexes et dans les différents âges.

PREMIÈRE PARTIE

—————

LIVRE PREMIER

DES ALTÉRATIONS DE TEXTURE.

Parmi les maladies organiques, il n'en est point qui soient plus nombreuses dans leurs espèces, plus graves dans leurs résultats et qui se présentent plus fréquemment que les altérations de texture. Cependant, la plupart d'entre elles ont été, jusqu'à nos jours, assez peu étudiées. Il est même à remarquer que celles dont on s'est le moins occupé, sont principalement celles qui, en raison de leur fréquence et des désordres qu'elles introduisent dans l'économie animale, semblent appeler davantage l'attention du médecin observateur.

La raison de cette négligence n'est cependant pas difficile à pénétrer. Les altérations de texture présentent des caractères très variés, non seulement dans leurs différentes espèces, mais encore dans la même espèce. Leur étude devient, par cela même, très difficile ; elle demande une attention soutenue et des observations fréquemment répétées, conditions que le temps et les occasions permettent à bien peu d'hommes de remplir.

L'examen et la classification des altérations de texture ayant fait depuis plusieurs années l'objet continuel de mes recherches, je crois pouvoir donner sur la distinction de leurs espèces quelques résultats satisfaisants et établis sur un nombre suffisant d'observations. Cependant, je ne puis nier que cette partie de l'anatomie pathologique ne présente encore beaucoup de points obscurs et difficiles qui ne pourront être éclaircis que par un grand nombre d'observations nouvelles.

La texture des organes du corps humain peut être altérée de trois manières différentes, savoir :

I. Par le développement accidentel d'un tissu ou d'une matière qui, avant l'état de maladie, n'existait point dans l'économie animale ou du moins dans l'endroit où elle se forme : tels sont les tissus tuberculeux et osseux accidentels, etc.

II. Par l'accumulation ou l'extravasation d'un liquide naturel comme dans l'anasarque, dans l'apoplexie, dans les tumeurs graisseuses, etc.

III. Par une simple solution de continuité, comme dans les plaies et les fractures.

Les raisons que j'ai déjà exposées ci-dessus et qui m'ont porté à ne pas réunir la description des diverses

espèces d'altérations de forme, de position et de nutrition subsistent également ici. On trouverait peu
d'avantages à traiter successivement de toutes les so-
lutions de continuité ou des altérations de texture dé-
pendantes de l'accumulation d'un liquide ; c'est pourquoi je me contenterai d'exposer quelques considérations générales sur celles dont il s'agit, après avoir parlé
des lésions qui dépendent d'un tissu accidentel, me
réservant d'entrer dans tous les détails nécessaires à
leur égard en traitant de chaque appareil de fonctions.

Les altérations de texture produites par le développement d'un tissu accidentel sont extrêmement nombreuses ; c'est parmi elles que se rencontrent les affections organiques les plus graves et les plus difficiles à
distinguer entre elles. Quelques-unes d'entre elles offrent cependant des caractères assez tranchés et ont été
connues de bonne heure de ceux qui se sont occupés
de recherches d'anatomie pathologique. C'est ainsi que
presque dès l'origine de cette science on a distingué
les ossifications, les dégénérescences cornées et pileuses (1). Mais il en est d'autres dont les caractères sont
extrêmement variables aux diverses époques de leur
existence et, par conséquent, très difficiles à saisir ;

---

(1) Galien, en parlant de certaines tumeurs enkystées, dit qu'on
trouve souvent dans ces sortes d'abcès... « des corps semblables à
« des ongles, à des os, etc. ».
De meth. med. ad glauconem, lib. 14, chap. 12.

aussi, la plupart des médecins, désespérant en quelque
sorte de parvenir à déterminer leurs différences, ont
entièrement négligé leur étude et se contentent de les
désigner toutes presque indifféremment sous les noms
vagues et indéterminés de squirrhes, de tubercules, de
carcinomes, de stéatomes, de tumeurs scrofuleuses,
cancéreuses, lardacées ou anomales.

Le seul moyen de répandre de la clarté sur la distinction de ces altérations est de les étudier avec soin
et de réunir celles qui offrent entre elles le plus
d'analogie.

En examinant attentivement ces sortes de lésions, on
s'apercevra bientôt qu'elles se divisent naturellement
en deux ordres, dont les caractères différentiels sont
extrêmement tranchés.

Dans le premier, se rangent les tissus accidentels
qui ont des analogues dans les tissus naturels de l'économie animale.

Le second contient ceux qui n'en ont point et qui ne
se développent jamais que par l'effet d'un état morbifique.

Les tissus accidentels du premier ordre, quoique
nombreux, sont en général assez faciles à distinguer
entre eux. Ceux qui ont été le plus anciennement ob-
servés sont les *ossifications*, les *dégénérescences fibreuses*,
fibro-cartilagineuses, *cartilagineuses*, *cellulaires*, *cornées*
et *pileuses*. A ces diverses espèces de dégénérescences
dont on trouve des exemples assez nombreux dans les
recueils d'observations relatives à l'anatomie patholo-

gique, il faut encore ajouter les *dégénérescences séreuses* que Bichat reconnut le premier dans quelques tumeurs enkystées, les *dégénérescences muqueuses* dont l'existence dans les trajets fistuleux a été découverte par M. Dupuytren et les synoviales que l'on trouve dans les articulations accidentelles. On peut même dire que les tissus qui, dans l'état naturel, composent le corps humain, si l'on en excepte cependant le tissu musculaire et les parenchymes de quelques viscères, peuvent être produits par un état morbifique; car des vaisseaux artériels, veineux et lymphatiques et peut-être même des nerfs se développent dans la plupart des tumeurs artificielles.

Les lésions qui composent le second ordre n'offrent pas à beaucoup près des caractères distinctifs aussi saillants et aussi faciles à saisir que les précédentes; aussi ne trouve-t-on dans les auteurs que des notions obscures et des observations incomplètes sur les dégénérescences. En réunissant et comparant tout ce qui a été fait sur cet objet, on pourrait cependant se faire une idée assez exacte de quatre sortes d'altérations de texture qui doivent être rapportées à cet ordre. Ces modes d'altérations sont : 1° *l'inflammation et ses suites;* 2° *les tubercules;* 3° *le squirrhe proprement dit;* 4° *les dégénérescences gélatineuses*, qui ont été connues sous les noms de *gummi* ou *gummata.*

Les recherches anatomiques auxquelles je me livre depuis plusieurs années m'ont donné occasion de découvrir quatre autres sortes de dégénérescences ou de tissus accidentels qui n'ont point d'analogues parmi les tissus naturels (¹) de l'économie.

Je les décrirai sous les noms de *dégénérescences cérébriformes*, de *mélanoses*, de *scléroses* et de *dégénérescences fauves-frasques*.

Je suis loin de penser que ces tissus accidentels soient les seuls qui existent. J'ai vu plusieurs sortes de dégénérescences qui ne peuvent être rangées avec exactitude dans aucune des espèces dont je viens de parler. J'aurai occasion, dans le cours de cet ouvrage, de dire quelque chose de celles que j'ai pu le mieux observer, et entre autres de deux espèces de tissus blancs du nombre de ceux qui ont été confondus sous le nom de tumeurs *lardacées*. Je rapporterai aussi les observations que j'ai été à portée de faire relativement aux dégénérescences *fongueuses* ou aux *fongus*, dont il existe certainement plusieurs espèces, mais dont je n'ai pas cru pouvoir traiter séparément, non plus que des deux autres, n'ayant pas encore pour cela des don-

---

(¹) Cette expression de *tissus naturels*, prise dans l'acception que je lui donne ici, sera peut-être regardée comme inexacte. On pourra m'objecter que tous les tissus accidentels sont également naturels, puisqu'ils existent tous par l'effet des lois constantes de la nature ; à cela je répondrai qu'une chose est d'autant plus naturelle à l'objet auquel elle a rapport qu'elle s'accorde mieux avec son état d'intégrité et de perfection; et, pour appliquer ce principe à l'économie animale, je dirai avec Galien (*De meth. med. ad Glauc.*, lib. 14, cap. IV) que l'état des organes auquel se lient l'intégrité des fonctions de la vie et le bien-être qui résulte de leur libre exercice, est ce qu'il y a de plus naturel... *Id est maxime naturale quod natura fieri patitur.* QUINTILIEN.

nées assez certaines sur leurs caractères essentiels et distinctifs.

Chacun des deux ordres de tissus accidentels présente un ensemble de caractères propres à toutes les espèces qu'il renferme et qui ne se rencontrent point dans les dégénérescences d'un ordre différent. Les tissus accidentels qui ont des analogues dans les tissus naturels de l'économie animale ont ordinairement toutes les propriétés physiques et chimiques des tissus auxquels ils ressemblent. Ils offrent même toutes les variétés que présentent ces derniers. Dans les dégénérescences cartilagineuses, par exemple, on trouve toutes les différences de consistance, de couleur et de poli qui existent entre les cartilages des diverses parties du corps. Il faut cependant observer que ces variétés vont beaucoup plus loin que dans les tissus naturels. Ceux-ci n'en offrent jamais que d'assez légères.

La substance osseuse, par exemple, a le même aspect dans toutes les parties du corps humain où elle se rencontre. Les dégénérescences osseuses, au contraire, présentent des variétés qui vont depuis un état d'ossification parfaite jusqu'à une texture analogue à celle des pierres ou même à une consistance friable et terreuse. Il semble qu'en développant ces tissus dans des lieux, où, suivant les lois ordinaires de l'économie vivante ils n'étaient pas destinés à naître, la nature s'égare, se trompe en quelque sorte dans la combinaison de leurs éléments et qu'au lieu d'un tissu parfaitement analogue au tissu naturel qu'il représente elle ne produise quelquefois qu'une ébauche grossière et à peine reconnaissable.

Les tissus accidentels de cet ordre ont encore un caractère très remarquable : c'est que leur développement ne produit par lui-même aucun effet fâcheux sur l'économie animale.

Ces sortes de tissus ne deviennent nuisibles qu'en raison de leur position ou du volume qu'ils acquièrent. La formation d'un kyste peu volumineux, d'un cartilage accidentel, l'ossification d'une artère ne donnent ordinairement naissance à aucun accident remarquable.

Aussi est-il, dans la plupart des cas, absolument impossible de soupçonner leur existence ; et, lors même que des tissus de cette nature occasionnent quelque trouble dans les fonctions, ce n'est jamais que par une action locale, mécanique pour ainsi dire et absolument à la manière des corps étrangers. Quelquefois même les tissus accidentels se forment à la suite d'une maladie plus grave dont ils sont la terminaison heureuse.

C'est ainsi que les tumeurs anévrysmatiques se convertissent quelquefois en une masse fibreuse, que le tissu cellulaire accidentel se développe à la suite de l'inflammation d'une membrane séreuse et que ces deux tissus réunis forment la plupart des cicatrices.

Ces sortes de tissus une fois formés persistent ordinairement dans le même état, au moins relativement à la texture, jusqu'à la mort de l'individu chez lequel ils se sont développés. Ce caractère est d'autant plus constant que le tissu accidentel se rapproche davantage du tissu naturel avec lequel il a de l'analogie. Ainsi il existe d'une manière beaucoup plus marquée dans l'ossification accidentelle parfaite que dans l'ossification terreuse ou pierreuse.

Ces tissus n'augmentent même pas de volume dans quelques cas et surtout quand leur développement est la terminaison d'une autre maladie; mais souvent aussi ils tendent continuellement à s'accroître ou à se multiplier dans les diverses parties du corps. Une cicatrice reste toujours dans le même état, un kyste augmente progressivement de volume; l'ossification de l'aorte est quelquefois suivie de celle de presque toutes les artères.

Un caractère qui semble assimiler entièrement ces tissus accidentels aux tissus naturels qu'ils représentent, c'est qu'ils deviennent souvent sujets aux mêmes affections que ces derniers. Les kystes séreux sont quelquefois attaqués d'une inflammation absolument semblable, par ses caractères et ses terminaisons, à celle de véritables membranes séreuses, telles que la plèvre et le péritoine; les dégénérescences fibreuses passent facilement à l'état cartilagineux; les cartilagineuses s'ossifient; les vaisseaux sanguins se rompent dans certaines tumeurs, de même que les vaisseaux sanguins naturels dans un cerveau frappé d'apoplexie.

Il semble, en un mot, que l'économie animale, habituée d'avance à l'existence des tissus de cet ordre, supporte aisément leur développement accidentel, qu'elle adopte même, s'il est permis de s'exprimer ainsi, ces nouveaux hôtes et que souvent elle les alimente aux dépens des organes naturels.

Des caractères très opposés distinguent les tissus accidentels qui n'ont pas d'analogues parmi les tissus naturels de l'économie animale.

Outre l'effet local que produisent ces dégénérescences sur le tissu et les fonctions des organes dans lesquels elles se forment, elles ont encore une influence générale très marquée. La nature se soulève en quelque sorte à l'aspect de ces productions funestes.

Une altération presque universelle des fonctions annonce le danger dans lequel elle se trouve. La nutrition surtout reçoit une atteinte plus ou moins grave. De là le mouvement fébrile et l'amaigrissement qui accompagnent souvent le développement de ces tissus.

Quoique ces effets soient en général communs à tous les tissus de cet ordre, il est cependant à remarquer qu'ils offrent ordinairement, dans chacun d'eux, des modifications différentes. Il y a, par exemple, une différence très marquée entre l'amaigrissement des phthisiques et celui des personnes atteintes de squirrhe d'estomac, entre la fièvre hectique qui existe chez les premiers et les mouvements fébriles irréguliers que l'on aperçoit quelquefois aux approches de la mort chez les seconds.

Une tendance continuelle à changer d'aspect et de nature caractérise encore ces tissus. Ils ont tous, dans leur origine, une consistance ferme et quelquefois même

assez dure ; mais, par un effet particulier de leur mode
de développement, ils se ramollissent presque toujours
à une certaine époque ; la portion ramollie est ordinairement absorbée et bientôt ils se détruisent aussi en
partie par l'effet du ramollissement. Mais, dans la
plupart des dégénérescences dont il s'agit, cette destruction spontanée n'est jamais suivie d'aucun bon
effet ; car, à mesure que ces tissus se détruisent dans un
point, ils s'accroissent ordinairement dans un autre, et
s'ils se détruisent en entier, comme il arrive quelquefois dans les tubercules, il se forme aussitôt [de nouvelles dégénérescences de même nature, soit dans l'endroit où existaient les premières, soit dans quelque
autre partie du corps. La destruction spontanée de ces
sortes de tissus n'a d'ailleurs jamais lieu qu'après leur
entier ramollissement et c'est précisément à l'époque
de ce ramollissement, que les dégénérescences dont il
s'agit produisent les effets les plus marqués et les plus
funestes sur l'économie animale. De là vient sans doute
le peu de succès qu'ont la plupart des extirpations de
tumeurs cancéreuses lorsqu'on opère à une époque un
peu avancée de la maladie.

. Outre les tissus accidentels que je viens d'indiquer,
on en observe tous les jours un grand nombre que l'on
ne sait d'abord à quel genre rapporter, tant leur aspect
est variable et quelquefois même tant il offre de différences dans les divers points de l'étendue d'une même
masse morbifique. Ces dégénérescences ont été pour
tous ceux qui se sont occupés d'anatomie pathologique

l'obstacle qui a le plus contribué à les empêcher de se faire des idées exactes sur les altérations de texture.

Un examen fréquemment répété des dégénérescences de cette sorte m'a convaincu qu'elles sont formées par la réunion de deux ou plusieurs sortes d'altérations appartenant aux autres ordres ; c'est ce qui m'a déterminé à leur donner le nom de *dégénérescences composées*.

L'espèce de combinaison qui constitue les dégénérescences composées peut avoir lieu de deux manières différentes. Quelquefois elle consiste en une simple juxtaposition des tissus réunis ; c'est ainsi que j'ai vu dans un squirrhe de l'estomac les tissus cérébriforme et tuberculeux, celui des mélanoses et celui du squirrhe proprement dit, réunis de manière que chacun était parfaitement distinct des trois autres.

Dans d'autres cas, les dégénérescences composées sont formées par un mélange intime et confus des tissus primitifs qui entrent dans leur composition. On ne peut alors reconnaître leur nature qu'aux caractères mixtes qu'elles présentent et principalement à la manière différente dont elles se ramollissent dans des points divers. Assez souvent cependant, il existe çà et là dans les tumeurs composées quelques fragments distincts de chacun des tissus qui la composent ; mais, lors même que ces sortes de fragments n'existent pas d'une manière bien marquée, il est en général assez facile de reconnaître qu'une dégénérescence est composée ; mais il n'est pas à beaucoup près aussi aisé de distinguer quels sont les tissus primitifs qui entrent dans sa composition. Il faut pour cela beaucoup d'habitude, et c'est réellement là la partie conjecturale de l'anatomie pathologique.

Certains tissus accidentels semblent avoir entre eux une sorte d'affinité et se trouvent plus souvent que les autres dans un état de combinaison; c'est ainsi que l'on rencontre très fréquemment réunis et presque toujours par juxtaposition les tissus cérébriforme et tuberculeux, le tissu tuberculeux et l'ossification terreuse.

Les altérations de texture ne sont pas les seules qui se rencontrent dans les dégénérescences composées. On y voit quelquefois, en outre, des altérations qui appartiennent à d'autres ordres et même à d'autres classes. La maladie connue des médecins sous le nom de squirrhe d'estomac, par exemple, est presque toujours une dégénérescence composée dans laquelle on trouve assez souvent, outre plusieurs tissus accidentels, un accroissement de nutrition de la tunique musculaire du viscère malade et quelquefois un œdème de ses tuniques celluleuses. C'est pourquoi, bien que les tissus accidentels forment la plus grande partie des dégénérescences composées et que le plus souvent ils les constituent en entier, je n'ai pas cru devoir joindre ces dernières à celle des altérations de texture. Je ferai en conséquence des dégénérescences composées un article séparé que je placerai après la description des modes primitifs d'altérations.

J'ai jusqu'à présent exposé les bases sur lesquelles

on peut, dans l'état actuel de la science, établir, outre les altérations de texture, les divisions premières des ordres et des genres ; je vais actuellement indiquer les différences sur lesquelles doivent porter leurs distinctions spécifiques.

Parmi ces différences, aucune n'est plus saillante que la diversité des formes que peut prendre le même tissu morbifique. Ces formes, quoique assez nombreuses, peuvent cependant être réduites à trois variétés primitives, savoir : 1° celle de masses distinctes du tissu des organes dans lesquels elles se trouvent; 2° celle de dégénération de ces mêmes organes; 3° enfin celle des kystes.

. Les tissus accidentels disposés en masses sont seulement placés entre les organes naturels sans altérer leur texture ou, tout au plus, ils se développent dans les interstices que laissent entre elles les molécules intégrantes de ces organes. Dans le premier cas, les masses dont il s'agit sont ordinairement séparées des parties voisines par une certaine quantité de tissu cellulaire, qui permet de les en détacher avec plus ou moins de facilité, et leur forme, quoique souvent irrégulière, est cependant assez ordinairement arrondie, à moins qu'ils ne soient disposés en lames, en faisceaux ou en membranes. Dans le second cas, au contraire, le tissu morbifique est souvent tellement serré entre les mailles du tissu naturel qu'il paraît souvent lui être uni par continuité de substance, et il

affecte alors assez ordinairement des formes anguleuses
et très irrégulières.

Quelle que soit la forme de ces masses, elles sont
évidemment des productions nouvelles développées au
milieu des organes naturels ; dans la seconde variété
de forme, au contraire, il semble que les organes se
changent, par une gradation insensible de leur texture
naturelle, en un tissu nouveau ; quelque saillante que
paraisse au premier coup d'œil cette différence, suffi-
sante certainement pour établir des différences d'espèces ou tout au moins de variétés entre des altérations
de même genre, elle n'est cependant pas toujours aussi
grande au fond qu'elle le semble d'abord. Les occasions
fréquentes que j'ai eues d'examiner dans tous ses divers
degrés cette sorte de métamorphose des tissus naturels,
m'ont mis à portée de me convaincre que ce changement a ordinairement lieu de la manière suivante : La
matière morbifique est déposée entre les mailles du
tissu naturel, elle l'infiltre et le comprime de toutes
parts. Cette compression, jointe à l'absorption journa-
lière, ne tarde pas à faire disparaître le tissu naturel et
souvent alors le tissu accidentel reste seul. Quelquefois
cependant, il reste une partie du premier, même après
que le second a commencé à se ramollir et alors, en
comprimant la masse dégénérée, on voit la matière
ramollie suinter de toutes parts sous la forme de gru-
meaux friables ou de gouttelettes, et l'on distingue
ensuite une sorte de réseau plus ou moins serré qui
n'est autre chose que le tissu naturel de l'organe, mais
tellement défiguré que l'on ne peut plus ordinairement

le reconnaître, à moins que la dégénération ne soit très récente. Mais, lorsqu'elle est un peu ancienne, quel qu'ait été le tissu primitif de l'organe, le réseau dans lequel il se trouve changé est le plus souvent composé de fibres informes, irrégulièrement entrecroisées, blanchâtres ou grisâtres et plus ou moins transparentes. Ces sortes de changements de texture des organes se font donc plutôt par une infiltration de la matière morbifique entre les mailles des tissus naturels que par un véritable changement de nature de ces derniers et, par conséquent, ils se rapprochent beaucoup de la variété précédente.

Quoi qu'il en soit, ces dégénérations du tissu d'un organe peuvent devenir une source de fréquentes erreurs en anatomie pathologique; car dans les altérations de ce genre, on peut souvent prendre pour des espèces diverses des degrés différents d'un même mode de lésion. En effet, dans l'époque de leur développement qui précède leur entière transformation, ces altérations présentent un tissu mixte formé par celui de l'organe et par le tissu morbifique, et elles offrent de plus un aspect très différent, suivant les proportions diverses qui peuvent exister entre les deux tissus, et suivant l'état où se trouve le dernier.

La forme vésiculaire ou en kystes est beaucoup moins commune que les précédentes, et plusieurs tissus accidentels ne la présentent même jamais. Les kystes sont des espèces de vessies ou de sacs sans ouverture, de forme plus ou moins arrondie, d'épaisseur tantôt irré-

gulière, tantôt assez uniforme et plus ou moins trans-
parents ou opaques, suivant la nature des tissus qui
entrent dans leur composition. Ils présentent deux sur-
faces: l'une extérieure, adhérente aux parties voisines;
l'autre intérieure et correspondant à la substance con-
tenue dans le kyste.

Il existe deux espèces de kystes très différentes :

Les uns contiennent un liquide; leur surface interne
est en général polie, au moins en quelques points et
souvent même dans toute son étendue. Dans ce dernier
cas elle est égale et lisse, dans le premier elle est souvent très raboteuse dans les parties qui n'offrent pas un
poli exact. Ces sortes de kystes sont de véritables organes sécrétoires ou plutôt *exhalatoires*, pour me servir
de l'expression de Bichat, et leur surface interne fournit,
par une exhalation réelle, le liquide qu'ils contiennent.

Les autres kystes renferment des matières plus ou
moins solides, auxquelles leur surface interne adhère
tantôt intimement, tantôt au moyen d'un tissu cellulaire ordinairement serré et peu abondant. Les kystes
de cette dernière sorte semblent destinés par la nature
à former une barrière entre les substances morbifiques
auxquelles ils servent d'enveloppes et les organes de
l'économie animale; aussi, est-il très remarquable qu'ils
sont presque toujours formés par des tissus qui ont des
analogues parmi les tissus naturels. Les tissus fibreux,
cartilagineux et cellulaire sont ceux qui forment le
plus souvent ces enveloppes.

Les différences que nous venons d'exposer ne sont pas les seules qui puissent exister entre les tissus accidentels du même genre. Le même mode d'altération présente quelquefois, comme l'a fait remarquer Bichat, des différences très grandes dans les divers systèmes d'organes. Cette idée dont il a su faire un grand nombre d'applications ingénieuses, ne doit pas cependant être poussée aussi loin qu'il le pensait. Plusieurs sortes d'altérations, et, entre autres, les tubercules et les dégénérescences cérébriformes, présentent toujours à peu près les mêmes caractères, quel que soit l'organe dans lequel ils se développent. Les causes diverses qui peuvent donner naissance à chaque sorte de dégénérescence sont une source beaucoup plus commune de différences de cette nature. C'est ainsi que l'inflammation présente des différences très constantes dans le même organe, dans la peau, par exemple, suivant qu'elle est produite par une piqûre, par l'inoculation d'un charbon ou par le virus variolique. Les tubercules présentent également de grandes différences entre eux, suivant certaines circonstances relatives à leurs causes, et, entre autres, suivant qu'ils se développent chez des sujets doués d'une constitution scrofuleuse ou de cette complexion particulière qui dispose éminemment à l'hémoptysie et à la phthisie pulmonaire.

C'est donc dans les différences constantes que présentent les altérations de texture du même genre sous les rapports de leur forme, de leur disposition et de leur aspect, que doivent être prises leurs distinctions spécifiques. Ce dernier ordre de différences surtout, qui dépend entièrement des causes le plus souvent cachées qui président à la formation des tissus morbifiques, mérite beaucoup de considération, parce qu'il offre des bases de division très constantes et très sûres.

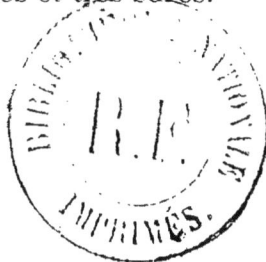

Paris. — A. PARENT, imp. de la Fac. de médec., A. DAVY, successeur, 52, rue Madame et rue M.-le-Prince, 14.

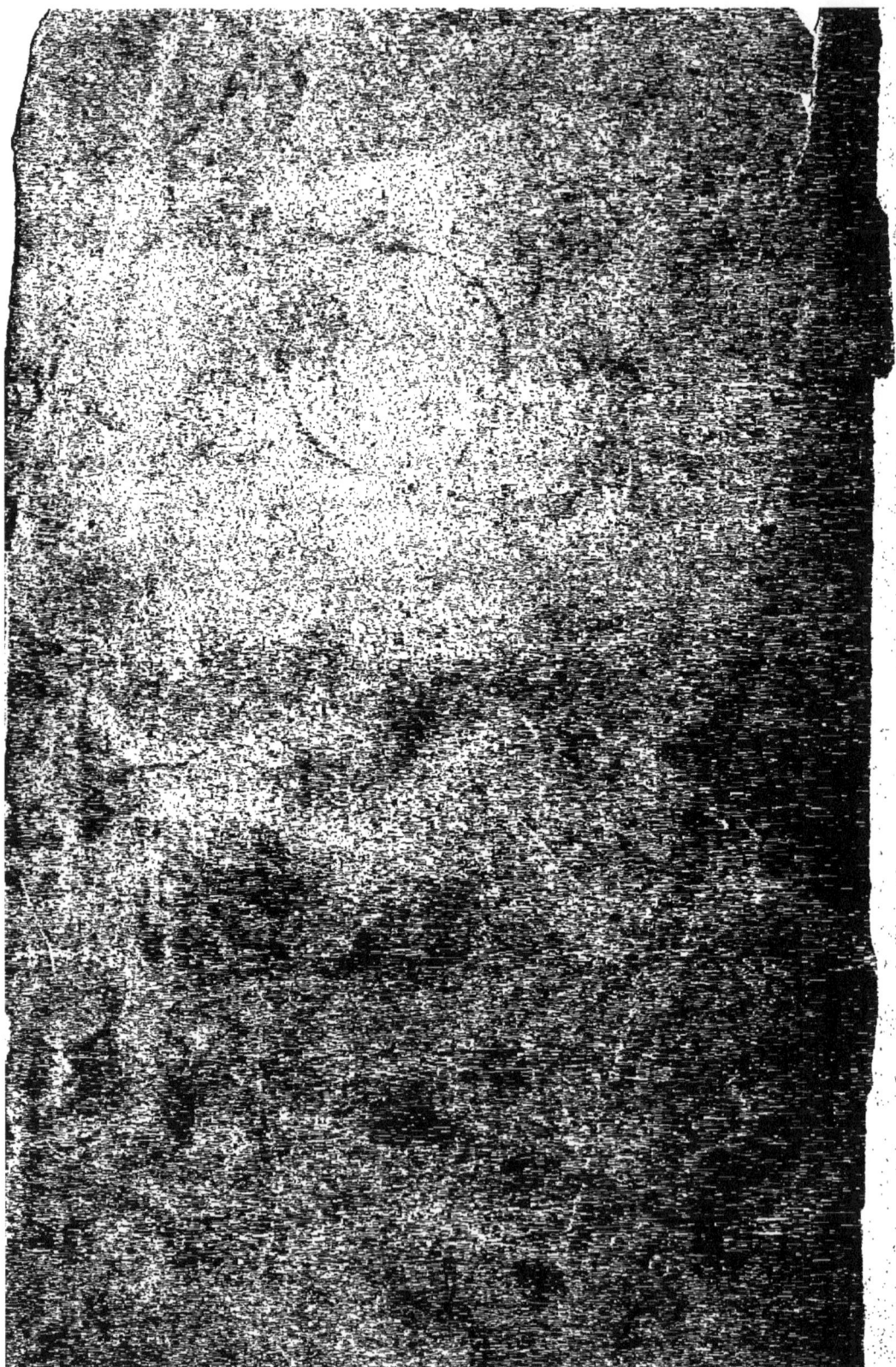